Impreso por Galt Printing en marzo de 2019
Impreso en Argentina - *Printed in Argentina*

TÉCNICA ALEXANDER
PARA MÚSICOS

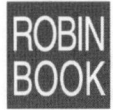

Rafael García Martínez

TÉCNICA ALEXANDER PARA MÚSICOS

La «zona de confort»: salud y equilibrio en la música

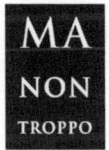

© 2013, Rafael García Martínez

© 2013, Ediciones Robinbook, s. l., Barcelona

Diseño de cubierta: Regina Richling

Ilustración de cubierta: Rafael García

Producción: ebc, serveis editorials
Maquetación: Montse Gómez

ISBN: 978-84-15256-52-6

Depósito legal: B-25.595-2013

Cualquier forma de reproducción, distribución, comunicación pública o transformación de esta obra sólo puede ser realizada con la autorización de sus titulares, salvo excepción prevista por la ley. Diríjase a CEDRO (Centro Español de Derechos Reprográficos, www.cedro.org) si necesita fotocopiar o escanear algún fragmento de esta obra.

*Dedico este libro a mi padre, violinista excepcional,
a mi madre, a mi mujer María Paz y
a mi hija Irene.*

ÍNDICE

Introducción 11

PRIMERA PARTE

1. La «zona de confort» 17
2. Un descanso inteligente. La práctica de la posición semisupina 31
3. Sensaciones corporales. Sensaciones musicales 45
4. Dos herramientas para el cambio de hábitos 59

SEGUNDA PARTE

5. La postura sana y dinámica 77
6. La postura en el piano y la guitarra 95
7. La postura en los instrumentos de cuerda 113
8. La postura en los instrumentos de viento madera y viento metal 137

Información adicional 155
Bibliografía 157

INTRODUCCIÓN

Hablar de técnica Alexander es hablar de cambio. Un cambio de conducta que implica una visión más amplia de la música y del intérprete. La atención no se centra exclusivamente en los resultados, sino también en mejorar y cuidar todas aquellas áreas que conducen a una experiencia musical más satisfactoria. Aprender a ver más allá del atril, levantarse de vez en cuando de la silla para tomar aire y reemprender la tarea con energía renovada representa una medida saludable para el músico.

La técnica Alexander toma de la mano tanto las necesidades artísticas del intérprete, como los pilares del funcionamiento corporal que promueven en él una postura sana y movimientos libres. El resultado es beneficioso para ambos. La faceta artística del músico se amplía enormemente al reducir el número de interferencias en la interpretación, y, a su vez, el bienestar corporal alcanzado lleva a una experiencia de mayor satisfacción.

He bautizado como «zona de confort» al área imaginaria en la que confluyen precisamente una interpretación musical de calidad y un uso corporal equilibrado. La música es una de las actividades interpretativas en las que el uso del cuerpo desempeña un papel determinante, al igual que sucede en la danza o el teatro. El primer capítulo del libro está destinado a enfatizar esta idea. A través de mejorar el control dinámico sobre el funcionamiento corporal es posible abandonar la incomodidad y aproximarse a la «zona de confort» imaginaria. Contar con el cuerpo en la música significa ganar en calidad, y garantizar una carrera musical más próspera y duradera.

Los capítulos 2, 3 y 4 muestran desde diferentes perspectivas algunas de las principales herramientas que aporta la técnica Alexander para mejorar la utilización corporal. Estas herramientas, junto con el concepto clave de uso de la unidad cuerpo-mente son el resultado del descubrimiento de F. M. Alexander (1869-1955), creador del método que lleva su nombre y el protagonista indiscutible de este libro.

La segunda parte está orientada a la mejora de la postura, y comienza con la experimentación de algunas sencillas claves sobre ella en el capítulo 5. El propósito es comprender los principios básicos que rigen una buena postura desde el punto de vista funcional y práctico. En los capítulos siguientes se analizan con mayor profundidad las particularidades posturales por familias de instrumentos. El capítulo 6 lo dedicaremos al piano y la guitarra, el 7, a los instrumentos de cuerda, y, finalmente, el 8, a los instrumentos de viento madera y viento metal.

Al final de cada capítulo se incluye un resumen con las ideas clave, y en la primera parte del libro, además, un apartado dedicado a que explores por ti mismo sus contenidos. Los capítulos dedicados a la postura incorporan en sí mismos dichas experiencias de exploración.

Desde que escribí mi anterior libro sobre la técnica Alexander en la música, he seguido admirando las diversas maneras con las que el músico se relaciona con su actividad. Incluso en características que aparentemente condicionan la ejecución, como podría suponer el tamaño de las manos de un pianista, existe un factor esencial (las pequeñas manos de intérpretes como Alicia de La Rocha, Maria João Pires o Vladimir Ashkenazy no tienen comparación con las legendarias manos gigantescas de Rachmaninoff o los estilizados dedos de Horowitz). Lo verdaderamente remarcable y maravilloso reside en la capacidad de adaptación y en la habilidad para hacer un mejor uso de aquello con lo que cada uno cuenta, siempre con el propósito último de hacer música.

El libro incluye aportaciones personales basadas en mi propia experiencia. No es mi pretensión por tanto erigirme en representante de la técnica Alexander, sino más bien ofrecer una visión de este reconocido método desde una perspectiva musical y personal.

Mi principal motivación ha sido impulsar la mejora del músico en su día a día. Cualquier aproximación a la «zona de confort», por pequeña que sea, supone un verdadero logro. Una conquista alcanzable mediante la comprensión y la práctica, y un logro que aporta enormes satisfacciones. Espero haber conseguido mi objetivo.

Introducción

Finalmente me gustaría acabar esta introducción con un sincero agradecimiento a todas las personas que de una u otra manera me han ayudado en este proyecto. Unas gracias muy especiales a mis alumnos de Conservatorio Superior de Música de Aragón por su entusiasmo y por prestar su imagen desinteresadamente con el fin de ilustrar el contenido del libro.

PRIMERA PARTE

1

LA «ZONA DE CONFORT»

El bienestar en la música

La «zona de confort» es el espacio anhelado por cualquier músico. En ella la conexión con la música es plena, la interpretación se experimenta con fluidez y el cuerpo actúa sin interferencias. Es un estado de sincronización ideal entre pensamientos, emociones y movimientos.

Recuerdo unas declaraciones de la violinista Anne Sophie Mutter cuando hace unos años realizó una gira por España interpretando la integral de los conciertos para violín y orquesta de Mozart. Mutter afirmaba que tocar durante un rato su violín le hacía sentir mucho mejor. Según la extraordinaria violinista, las piezas de su cuerpo y de su mente encajaban de tal manera en contacto con la música, que la consecuencia era una sensación corporal y personal gratificante.

La característica física principal de hacer música en la «zona de confort» la representa el equilibrio entre la tensión y la relajación. Los músculos funcionan de una forma coordinada, trabajando sólo los necesarios y además en su justa medida (Fig. 1-1).

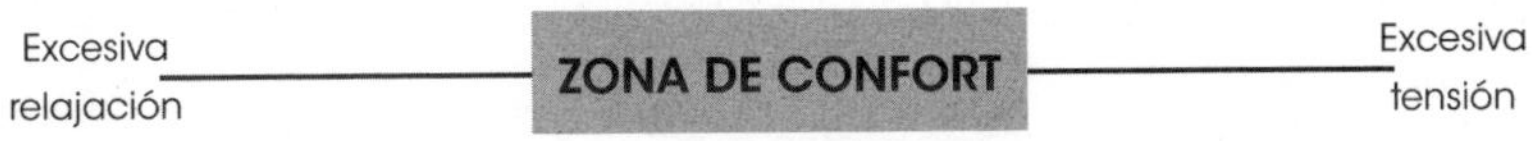

| Excesiva relajación | **ZONA DE CONFORT** | Excesiva tensión |

Fig. 1-1.

La búsqueda del bienestar

La experiencia de numerosos estudiantes, profesionales y solistas muestra una realidad distinta a la narrada por A. S. Mutter. La insatisfacción corporal ha llevado a muchos músicos a revisar su aproximación a la interpretación. Disfrutar con plenitud de la música es incompatible con molestias continuas en la espalda, rigidez en el cuello, o incesantes lesiones. No en vano, un alto porcentaje de músicos profesionales manifiesta tener o haber tenido problemas musculoesqueléticos derivados de su actividad musical.

La intención principal de este libro no es otra que sugerir un cambio de mentalidad, una apertura en nuestra actitud musical. La técnica Alexander supone una propuesta de mejora y un camino de reencuentro del músico con el cuerpo. A través de la conciencia, la comprensión y la práctica es posible recobrar el aliento y emprender el día a día musical en mejores condiciones.

La «zona de confort «en la que el músico se siente integrado y a gusto representa también el resultado de la búsqueda y del trabajo personal. La lista de conocidos intérpretes que se han acercado a la técnica Alexander y han experimentado mayor bienestar en la actividad musical es considerable. Entre ellos se encuentran Jehudi Menuhin, Julian Bream, James Galway, Barry Tuckwell, la cantante Emma Kirkby, o los directores Colin Davis y Adrian Boult. Cantantes de otros estilos musicales, como Paul McCartney, Sting, o Madonna, también han practicado la técnica Alexander con el fin de disfrutar de una experiencia corporal más plena en sus actuaciones.

Cualquier mejora en el funcionamiento corporal del músico representa una fructífera contribución a la interpretación. En este sentido, descubrir que nuestro cuerpo es el medio esencial de que disponemos para hacer música significa un gran avance. Incluir al cuerpo y su cuidado en nuestro equipo musical, además de sentido común, aporta un gran número de ventajas, apreciables tanto a corto como a largo plazo.

Dejar atrás la incomodidad

Los hábitos de postura y movimiento son responsables en gran medida de nuestro bienestar o sufrimiento en la música. Disponer de buenos

La «zona de confort» 19

hábitos posturales permite llevar a cabo las acciones con mayor facilidad y menor gasto de energía. Por el contrario, la costumbre de estudiar, ensayar, o actuar con exceso de tensión y con posiciones inadecuadas disminuye el confort del músico.

Como puedes comprobar en el gráfico siguiente, el cambio de hábitos es la vía para disfrutar de una actividad musical más saludable (ver Fig. 1-2). Este es propósito esencial de la técnica Alexander. Piensa que gran parte de las acciones que realizas al tocar se encuentran automatizadas, lo que permite ahorrar muchos esfuerzos, tanto al cuerpo como a la mente. Si dispones de una buena postura y de movimientos eficaces facilitas enormemente la tarea musical.

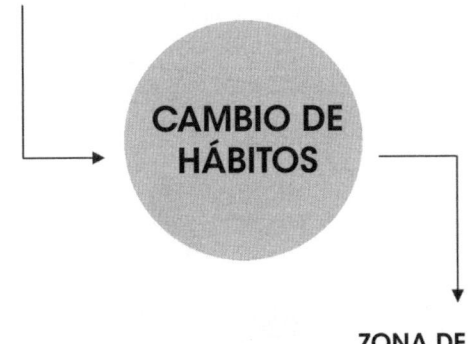

Fig. 1-2.

Reconocer la existencia y el poder de los hábitos que nos mantienen en la incomodidad es el primer paso para cambiarlos. El momento del cambio ocurre cuando somos conscientes de que la misma acción puede ser realizada de una forma diferente, con una actitud diferente. Aún así, necesitamos herramientas apropiadas y la determinación de explorar nuevas posibilidades, con el propósito de modificar eficazmente los hábitos negativos de utilización corporal. En el capítulo cuatro nos centraremos en dos conceptos clave que contribuirán a conseguirlo.

Nuestro control

Hace unas semanas me encontré en un pasillo del conservatorio a una brillante alumna de contrabajo estudiando un pasaje agudo y difícil de su repertorio. La saludé sin interrumpirla mientras pasaba y echaba un vistazo a su postura. La cabeza se encontraba totalmente adelantada y agachada con el fin de ver mejor su mano izquierda en el contrabajo, y sus hombros elevados y tensos ante la dificultad del pasaje. Seguí mi recorrido hacia la biblioteca y al cabo de media hora volví por el mismo lugar. El pasaje seguía sin salir y los gestos de sobreesfuerzo eran todavía más evidentes. Desesperada por la tensión y la impotencia al no dominar el pasaje, Irene se detuvo y me dijo: Rafa, me duele un montón la espalda y la nuca, y no sé a qué es debido. ¿Qué puedo hacer?

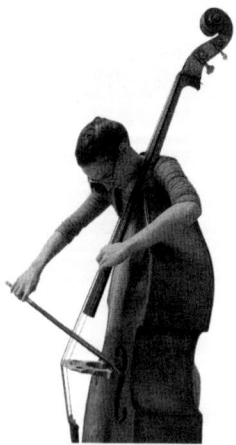

Fig. 1-3. Observa cómo la cabeza queda adelantada y los hombros elevados. Esta manera continuada de emplear el cuerpo viene acompañada de inevitables molestias.

Mi respuesta fue clara: «¿Te has dado cuenta de cómo colocabas la cabeza mientras tocabas? ¿Te has fijado en la tremenda tensión en tus hombros y brazos? Más que hacer algo concreto, creo que será mejor que te observes en un espejo mientras trabajas este pasaje, y *dejes de hacer* todo aquello que estabas haciendo de más. La manera en la que empleas el cuerpo te conduce a las molestias que sientes, y además condiciona la calidad de tu estudio».

Control y estado físico

La experiencia que acabamos de presenciar ilustra con claridad el principio de partida de la técnica Alexander. Si fuerzas tu postura y utilizas tu cuerpo de forma descoordinada, la incomodidad no tardará en llegar. Elementos como las articulaciones, los músculos, los ligamentos y los tendones se encuentran sobrecargados.

Si por el contrario, tu comportamiento al hacer música respeta la posición y el movimiento natural del cuerpo, generas entonces unas condiciones excelentes para aproximarte a la «zona de confort». Sólo trabajan los músculos precisos y necesarios para la acción musical que realizas, y además lo hacen en su justa medida. El cuerpo forma una unidad donde cada parte cumple con economía su función dentro de un todo. La experiencia se vuelve entonces satisfactoria.

Las consecuencias de hacer música con una postura sana y movimientos libres y eficaces son considerables para la salud. Gracias al mejor funcionamiento y soltura de los músculos, las articulaciones dejan de recibir una presión excesiva. La columna vertebral mantiene una mejor salud al encontrarse mejor posicionada, y la respiración se libera y amplía de forma natural. En definitiva, el mejor uso corporal previene un gran número de dolencias relacionadas con la actividad musical y permite a largo plazo disfrutar de una vida musical más placentera.

Con el paso de los años resulta todavía más evidente la influencia positiva de utilizar el cuerpo con equilibrio. El pianista Arthur Rubinstein es el ejemplo que más suele inspirar al respecto en el mundo de la técnica Alexander. En mi aula del conservatorio cuelga una foto suya durante un ensayo con la Orquesta Filarmónica de Israel dirigida por el maestro Zubin Mehta. Con más de 80 años, Rubinstein rebosaba frescura, naturalidad, y le seguía caracterizando un porte erguido y elegante.

Rubinstein no es el único gran intérprete que ha llegado a una avanzada edad disfrutando de la música. Es obvio que alcanzar los ochenta años depende de variables como la genética y el estilo de vida, sin embargo, la naturalidad y la economía de gestos en la actividad contribuye enormemente a una próspera longevidad musical. Otros artistas como el violinista de jazz S. Grappelli, el clarinetista J. Brymer o el trompista B. Tuckwell son buenos ejemplos de lo mismo.

Control y rendimiento musical

Al margen de la salud y del bienestar, mejorar la utilización del cuerpo en la música puede incrementar de una manera natural el rendimiento. Un ejemplo muy común de lo contrario, es decir, de forzar la maquinaria corporal y limitar la ejecución, lo encontramos a diario en las cabinas de estudio de los conservatorios. En pasajes rápidos y difíciles, el exceso de tensión muscular obstaculiza el movimiento preciso de los dedos, con lo que uno mismo pone en el camino más obstáculos de los ya existentes. La premura por dominar las dificultades activa meca-

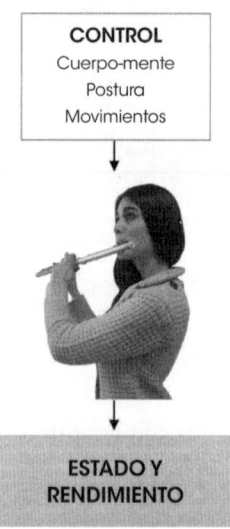

Fig. 1-4. Es posible incidir satisfactoriamente sobre nuestro bienestar y rendimiento, mejorando la manera de emplear nuestra unidad cuerpo-mente.

nismos posturales inadecuados que dificultan una buena realización. El resultado suele ser un pasaje inseguro y tenso, que se tambalea con facilidad a la hora de tocarlo en una clase, una audición o un concierto.

Aprender a *dejar de hacer* incorrectamente es una de las propuestas de la técnica Alexander. El rendimiento mejora cuando detenemos lo incorrecto y creamos las condiciones idóneas para un mejor funcionamiento corporal. El control que ejercemos sobre la música deja de ser rígido y se torna fluido y natural. Al sentar las bases de una postura dinámica y de movimientos equilibrados, la aproximación a las dificultades musicales resulta por tanto más eficaz.

Una cuestión de unidad

En el cambio de hábitos que propone la técnica Alexander encontramos un planteamiento clave que nos interesa conocer. Este planteamiento consiste en que el cuerpo trabaja mejor cuando lo concebimos como un todo, como una unidad en acción. Somos algo más que un cerebro con dedos tocando el piano u otro instrumento.

El cuerpo como unidad

Cuando un celista pasa el arco, el movimiento que realiza su brazo no es una acción aislada, sino integrada en un todo armónico (ver Fig 1-5).

- La posición de las piernas condiciona el equilibrio del celista y aporta un soporte natural a la espalda.
- La postura suavemente alineada de la cabeza y el tronco junto con la apertura en los hombros, genera libertad en la acción de los brazos y dedos.
- El movimiento integrado del cuerpo se transmite sin interferencias al arco y al sonido. La consecuencia es una acción libre, eficaz y económica.

Cada parte del cuerpo cumple una misión dentro de un todo. Igual que un tenista vigila la posición de sus pies porque ello influye en la calidad del golpe que realiza, el músico rinde mejor si cuenta con las

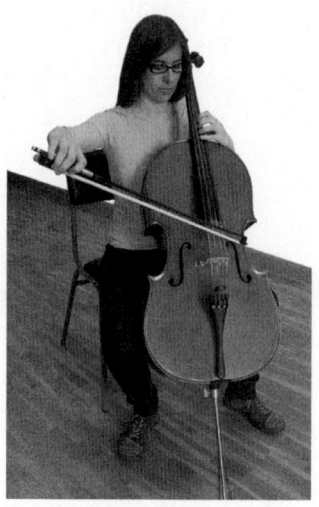

Fig. 1-5. Observa cómo la cabeza dirige suavemente la posición de la espalda mientras los hombros permanecen abiertos, contribuyendo a la libertad del sonido.

conexiones existentes en su propio cuerpo. Unos elementos inciden sobre otros. Todo queda conectado e influido.

Una unidad mayor

Si profundizamos en nuestra observación comprobaremos de inmediato que hacer música también implica una conexión intensa entre la mente y el cuerpo. La acción musical engloba a la persona en su totalidad. El movimiento de los dedos, la postura y la propia respiración responden a una interacción constante entre lo corporal y lo mental. Se trata de una interacción en cadena. Lo que pensamos al hacer música influye de inmediato en nuestras emociones, y por supuesto en nuestro cuerpo. Y sucede de igual manera en la dirección contraria, lo que ocurre en el cuerpo influye en la naturaleza de nuestros pensamientos y de nuestras emociones.

En nuestro cerebro se encuentra la explicación de la influencia mutua entre la mente y el cuerpo. Cuando, por ejemplo, una de las partes clave del sistema límbico o emocional llamada amígdala detecta un peligro, activa las glándulas endocrinas que producen adrenalina y cortisol. Estas sustancias desencadenan la liberación de neurotransmisores excitadores en el cerebro que nos ponen en alerta. A partir de aquí, nuestro sistema de alerta activa respuestas como un incremento de la tensión muscular, aceleración del pulso cardiaco y de la respiración o el aumento de la presión arterial. Cuando nuestra mente percibe estos síntomas corporales se produce una respuesta aumentada del miedo y la tensión.

El proceso de aproximación a la «zona de confort» incluye por tanto la toma de conciencia de nuestros diferentes planos personales y sus conexiones (ver Fig. 1-6). Una mentalidad rígida, prisas excesivas u objetivos poco definidos influyen nocivamente en el rendimiento. Si cultivas, por el contrario, actitudes sanas y positivas, y planteas tu actividad musical integrando mente y cuerpo, sentarás las bases para un mejor funcionamiento de tu cuerpo. La energía se canalizará con mayor fluidez hacia tus metas musicales.

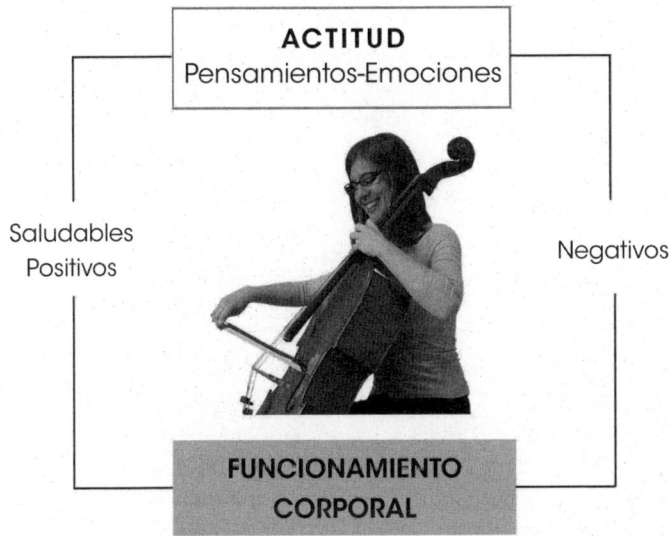

Fig. 1-6. Comprender la conexión entre los diferentes planos personales contribuye a contemplar la actividad musical de forma integral. Elegir acciones, pensamientos y emociones saludables representa un planteamiento constructivo en la música.

Beneficios de hacer música en la zona de confort

La premisa principal de nuestro viaje por una actividad musical más sana es por tanto la siguiente:

> Funcionamos más saludablemente en la música cuando ejercemos un mejor control de la unidad cuerpo-mente.

Si nos situamos sólo de un lado, lo psicológico o lo corporal, nos perdemos lo más importante, que es la interacción natural entre ambas áreas. Un intérprete no toca sólo desde su intelecto, sino a través de la interacción continua entre su mente y el conjunto de su cuerpo.

La concepción del intérprete actual dista mucho de la que prevalecía en la época romántica, o en la primera mitad del siglo xx, donde el cuerpo se encontraba muy a menudo supeditado al servicio del arte. Casos como los del compositor y pianista Robert Schumann, que llegó a lesionarse el dedo central de la mano derecha, son conocidos. Documentos descubiertos recientemente, junto con el diario del propio Schumann de aquella época, muestran que la lesión fue producida por el compositor al forzar repetitivamente su mano derecha.

A principios del siglo xx, intérpretes como el célebre violoncelista Pau Casals buscaban nuevos caminos para liberarse de la tiranía corporal impuesta por la tradición. En su libro *Historias curiosas de la música*, Lawrence Lindt incluye el siguiente comentario del maestro Casals recordando las enseñanzas de violoncelo que recibió a temprana edad:

> Entonces nos obligaban a mantener el brazo rígido, y nos enseñaban a tocar con un libro debajo del sobaco. ¿Para qué todo esto? Yo quise dar la máxima flexibilidad a la acción del brazo, y a tal efecto introduje el movimiento libre del codo (ante el asombro de los tradicionalistas, que lo consideraban un escándalo), movimiento que refuerza y facilita el manejo del arco. También emprendí una revisión de la digitación, de la posición y la función de los dedos de la mano izquierda, inspirándome en lo que me parecía más sencillo y natural. La naturaleza, la vida, desbordan de enseñanzas para aquel que quiere observarlas humilde y dignamente.

En las últimas décadas se ha producido un avance considerable en la búsqueda de la comodidad del músico: sillas ergonómicas, almohadillas de todo tipo para violinistas y violistas, collarines y arneses para instrumentistas de viento, soportes para guitarristas... Estas novedades contribuyen a buscar soluciones prácticas a las innecesarias fatigas de tocar un instrumento musical.

Además de estas ayudas externas, la técnica Alexander propone mejoras en el seno del propio instrumentista. Mediante un enfoque constructivo el intérprete puede desprenderse de comportamientos y actitudes que significan una barrera en su disfrute musical. Se trata de una cuestión de responsabilidad con uno mismo y con su bienestar, donde el cambio de hábitos representa un elemento clave.

Algunos de los beneficios de practicar la técnica Alexander y mejorar la utilización cuerpo-mente en la música son:

- Mayor flexibilidad y coordinación en acción.
- Ventajas mecánicas del cuerpo.
- Control de la interpretación fluido en lugar de rígido.
- Mayor salud y menor desgaste en la actividad.
- Mayor plenitud en la interpretación.
- Disminución de los niveles de estrés.
- Incremento de la seguridad y confort al tocar en público.
- Desarrollo personal y autoconocimiento.
- Mejor disposición y criterio para abordar otras técnicas corporales o psicológicas (pretécnica).

El dominio de un instrumento musical tiene que ver con el desarrollo interior. Es un proceso en el que adquirimos disciplina, incrementamos nuestra conciencia, y mejoramos el control que ejercemos sobre la acción. La clave para adquirir destrezas técnicas y musicales no es la repetición mecánica y sin alma, sino la comprensión inteligente del proceso de aprender y el disfrute del recorrido.

En los siguientes capítulos veremos las propuestas que ofrece la técnica Alexander para hacer más gratificante nuestro paso por la música. La próxima parada en nuestro viaje musical cuerpo-mente tiene que ver con aprender a descansar constructivamente. Una forma inteligente de mejorar la acción.

> **Ideas clave**
>
> - El cuidado del funcionamiento del cuerpo en la música aporta considerables beneficios tanto en el plano físico como en el psicológico.
> - Una actividad musical plena y saludable puede alcanzarse a través de la comprensión y de la práctica de los principios de buen uso corporal.
> - Nosotros mismos ejercemos control sobre la calidad de la acción corporal. Somos en gran medida responsables de nuestro bienestar.
> - Identificar los hábitos posturales limitadores y sustituirlos por otros más eficaces nos acerca a un mejor estado y rendimiento musical.
> - Nuestro cuerpo es una maquinaria global donde todas sus partes trabajan conectadas.
> - El músico funciona con mayor equilibrio a partir de una aproximación cuerpo-mente.

Explora por ti mismo

Este apartado al final de cada capítulo nos servirá para aplicar y explorar las ideas clave que van apareciendo en el libro. La técnica Alexander no plantea ejercicios propiamente. Si repites ejercicios corporales sin supervisión y con una conciencia sensorial imprecisa (capítulo 3), lo único que conseguirías es reforzar tus malos hábitos. Sé por tanto cuidadoso con tus sensaciones, trabaja con un espejo y desarrolla sobre todo tu capacidad de observar y analizar el funcionamiento de tu cuerpo.

En este primer capítulo nos vamos a dedicar a tomar conciencia de nuestra actitud y comportamiento corporal en la música.

- ¿Qué significa para ti encontrarte en la «zona de confort»? ¿Qué sensaciones te gustaría tener mientras haces música?

La «zona de confort»

- Refleja con un paréntesis a la izquierda y otro a la derecha en qué franja situarías tu utilización corporal al hacer música. Ten en cuenta que cada día es diferente.

Excesiva relajación ———— **ZONA DE CONFORT** ———— Excesiva tensión

- Qué nivel de control corporal tienes al:
    - Estudiar.
    - Durante una clase de instrumento.
    - En un examen o prueba.
    - En una actuación en público.
- Durante una sesión de estudio toma conciencia de cómo es tu postura y tu actitud corporal general. Una buena forma de realizar esta experiencia es valiéndote de la alarma de un temporizador (la mayor parte de móviles llevan temporizador) que te recuerde cada 10 o 15 minutos la observación de cómo está siendo tu utilización corporal. De esta forma dispondrás de diversas instantáneas de ti mismo que te aportarán una valiosa información.
    - En los capítulos 3 y 5 dispones de elementos que te proporcionarán un criterio más claro de una buena postura.
- Realiza dos grabaciones de vídeo de ti mismo tocando. Colócate de perfil a la cámara para poder observar mejor aspectos de tu postura.
    - En la primera grabación interpreta un fragmento fácil o con el que te suelas encontrar cómodo.
    - En la segunda, elige un pasaje difícil o incómodo de tocar o cantar.
- Cuando visiones las grabaciones comprueba si aprecias diferencias en tu postura o en la calidad de los movimientos. ¿Qué ha cambiado en tu cuerpo de una grabación a otra?
- Escribe en una hoja de papel de qué manera consideras que afecta tu postura y tu utilización corporal a cómo te encuentras haciendo música.

- ¿Qué consideras que es necesario «hacer» para sacar más sonido o tocar con mayor intensidad?
  – Considera que lo que pensamos en relación con una acción condiciona enormemente nuestra manera de activar el cuerpo. Revisa cuál es tu concepción de sacar más sonido y qué medios empleas para conseguirlo.
- Escribe en un papel todo aquello que te gustaría mejorar corporalmente en relación con tu actividad musical. Escribe también el por qué. A continuación, escribe cómo te gustaría sentirte mientras haces música.
- ¿Cómo te encuentras después de tus sesiones de estudio, ensayos o conciertos?
  – Físicamente.
  – En cuanto a tu nivel de energía.
  – En relación con tu nivel de satisfacción.
- Toma conciencia de cuál es tu actitud mental, emocional y corporal cuando estás sacando tu instrumento del estuche o te sientas al piano. Cada día de estudio es un mundo, sin embargo quizá descubras alguna actitud no muy favorable que se repite a menudo al comienzo. ¿De qué manera crees que pueden condicionar las prisas, el nerviosismo o la preocupación tu comportamiento corporal al hacer música?

2

UN DESCANSO INTELIGENTE. LA PRÁCTICA DE LA POSICIÓN SEMISUPINA

Descansar para renovar la energía

Un joven con un estuche de violín camina por las calles de Nueva York.
—Por favor ¿podría decirme cómo se llega al Carnegie Hall?
—Sí, claro. ¡Estudiando, estudiando, estudiando!

Esta conocida anécdota ilustra de forma divertida lo que para muchas personas es evidente: la práctica intensa y continuada conduce al éxito. Si bien es cierto que la cantidad de estudio representa un destacado factor en relación con el rendimiento musical, la calidad de la práctica supone un ingrediente que no podemos olvidar.

La técnica Alexander aporta una herramienta útil para mejorar la calidad del trabajo musical diario. Se trata de la práctica en la posición semisupina. Muchos músicos se benefician y encuentran alivio con ella. En este capítulo conocerás cómo llevarla a cabo y los considerables beneficios que puede aportarte su práctica. Cuando las horas de estudio, los ensayos, o las actuaciones se agolpan sin dar tregua, realizar una pausa restauradora contribuye a despejar la mente y a descansar el cuerpo.

La fuerza de gravedad

La fuerza de gravedad es determinante en la acción musical. Nuestra manera de sortear la gravedad tiene mucho que ver con problemas posturales y con nuestro agotamiento diario. Cuando nos encontramos de pie o sentados, un gran número de músculos buscan la forma de mantenernos en equilibrio. En esta tarea se producen compensaciones en la musculatura debidas a desplazamientos del eje del centro de gravedad y a otros motivos que veremos con mayor detalle en los capítulos dedicados a la postura. El resultado se traduce en una lucha interna por mantener la verticalidad.

A esta realidad hay que añadir el factor instrumento. El equilibrio corporal se complica aún más al sostener una trompa, o mantener los brazos elevados como sucede con el violín. El mero contacto con el instrumento conlleva muy a menudo tensiones en la espalda y el cuello que acentúan los malos hábitos posturales.

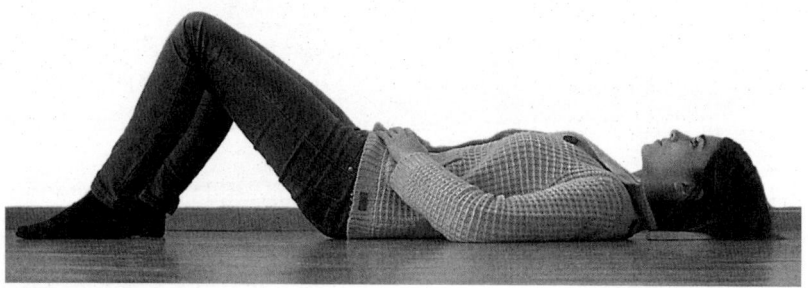

Fig. 2-1. La horizontalidad en la que se practica la posición semisupina suscita las condiciones idóneas para restablecer el equilibrio cuerpo-mente.

Cuando practicamos la posición semisupina dejamos de enfrentarnos a la fuerza de gravedad. La espalda queda bien extendida en posición horizontal y nuestra respuesta muscular asociada a la postura se desconecta por unos momentos. Es el momento del descanso y de la reorganización de la energía.

Sentirse sostenido por el suelo y comprobar que no es necesario hacer nada para «estar» contribuye a soltar y a desprenderse de las tensiones innecesarias. Con el transcurso de los minutos el cuerpo se reajusta suavemente, recobrando su auténtica dimensión, su auténtico espacio. La respiración se vuelva fluida, y se equilibra la actividad de diversas funciones orgánicas. Los mensajes que la mente recibe de este satisfactorio estado corporal serenan su ritmo, estableciéndose un círculo de bienestar e interacción cuerpo-mente.

A continuación dispones de una propuesta de cómo practicar la posición semisupina. Comenzaremos por realizar una buena preparación, para después centrarnos en la práctica.

Preparación

Algunos requisitos previos para invitar a cuerpo y mente a recobrar el equilibrio a través de la práctica de la posición semisupina son:

- Un lugar tranquilo y una temperatura agradable.
- Un aislante o alfombra para que el suelo no esté ni frío, ni excesivamente duro.
- Libros para poner debajo de la cabeza y elevar ligeramente su altura.
- Ropa cómoda.

Averigua la altura que necesitas para que la cabeza quede alineada con la espalda al estar tumbado (ver Fig. 2-2a, 2-2b y 2-2c). La altura adecuada de los libros restablece el equilibrio entre la cabeza, el cuello y la espalda, lo que promueve un mejor descanso en todo el cuerpo. Cada persona requiere una elevación de la cabeza diferente, dependiendo de las estructuras óseas y musculares particulares.

Túmbate en el suelo boca arriba, flexiona las rodillas y ten en cuenta las siguientes indicaciones:

- Mantén separados los pies a una distancia similar al ancho de tu cadera.
- Reajusta suavemente la zona de la cadera de forma que su contacto con el suelo sea mayor, pero sin forzarlo.

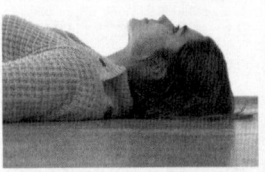 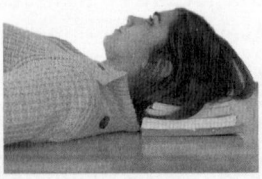 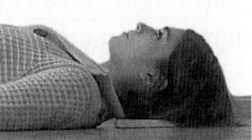

Fig. 2-2a, 2-2b y 2-2c. En la imagen de la izquierda la cabeza se encuentra excesivamente inclinada hacia atrás, con lo que la zona cervical se comprime y se acorta la parte inferior de la espalda. Por el contrario, en la imagen del centro la altura excesiva de la cabeza lleva a la compresión de la laringe, y a la tensión en la nuca. En la imagen de la derecha la cabeza descansa a una altura aconsejable, propiciando la alineación natural de la cabeza con respecto al cuello y a la espalda.

- Respira preferiblemente por la nariz, ya que de esta manera te sentirás más relajado.
- Observa que tu cuerpo se encuentra simétrico, alineado y expandido.
- Coloca las manos aproximadamente sobre tu vientre. De esta manera los hombros permanecerán ligeramente abiertos.

Ahora es el momento de mentalizarte para la práctica que vas a realizar. Concédete unos momentos para familiarizarte con las sensaciones de la posición horizontal, y piensa que vas a permanecer en una posición favorable para tus estructuras óseas y musculares. Prepárate también para realizar un trabajo equilibrador desde tu conciencia.

Vamos a dividir la práctica de la posición semisupina en dos apartados. En primer lugar, nos ocuparemos de la conciencia de tu cuerpo. Posteriormente, nos encargaremos de las directrices optimizadoras del funcionamiento (ver Fig. 2-3). Cuando te familiarices con este trabajo comprobarás que puedes fusionar y combinar libremente ambos apartados.

Conciencia corporal

Comenzamos nuestra práctica realizando un tranquilo recorrido por el cuerpo. Al escuchar con atención las infinitas sensaciones que parten de

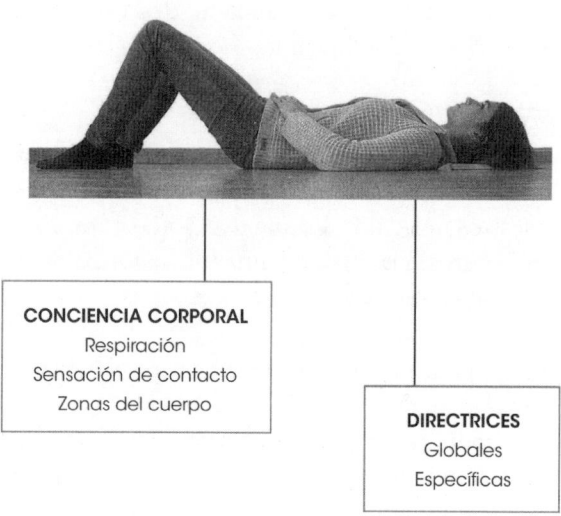

Fig. 2-3.

nuestro interior, encontramos una interesante vía de acceso a un estado de mayor equilibrio. Es el punto de partida de sintonizar cuerpo y mente con el fin de obtener beneficios para ambos.

Respiración
Una buena forma de permanecer conectados con el momento presente y con nuestro cuerpo consiste en centrar la atención por unos momentos en la respiración. Recurre siempre a ella cuando notes que tus pensamientos se dispersan. Cuando llevamos la atención a la respiración, conseguimos hacernos conscientes de que en este momento nos encontramos practicando la posición semisupina. Aquí tienes algunos ejemplos.

- Llevo mi atención a la respiración siendo consciente de la entrada del aire por la nariz.
- Me doy cuenta de cómo se extiende el movimiento que produce la respiración por todo mi cuerpo.
- Siento el movimiento libre de mi abdomen mientras respiro.
- Tomo conciencia de la expansión regular de mi caja torácica en cada inspiración.

- Soy consciente del efecto calmante de la respiración mientras dejo que el aire siga fluyendo.

Sensación de contacto
Al encontrarnos en posición horizontal y sentirnos sostenidos por una superficie firme como el suelo, nos damos permiso inconscientemente para soltar nuestros músculos. Es una reacción natural consecuencia de sentirnos más seguros, y constituye una buena forma de desencadenar la respuesta global de relajación.

- Siento las partes de mi cuerpo en las que el contacto con el suelo es más evidente.
- Noto el contacto de la parte inferior de la espalda con el suelo.
- Me centro en la sensación de contacto de mis omoplatos, y si es igual en ambos lados.
- Comparo las sensaciones de contacto del lado izquierdo de mi cuerpo con las del lado derecho.
- Contrasto el contacto de la zona de los omoplatos con la parte inferior de la espalda.

Zonas del cuerpo
- Noto mis hombros, brazos y manos mientras pienso que la musculatura en su interior se suelta.
- Siento las diferentes zonas de mi espalda, la parte superior, la central y la inferior.
- Me centro en la parte inferior de la espalda y su conexión libre con las piernas.
- Tomo conciencia de mi cara en su conjunto, y me centro momentáneamente en la sensación de la frente, la zona maxilar en ambos lados, la boca y a los labios.
- Tomo conciencia del conjunto de mi cuerpo integrando todas las sensaciones anteriores.

En la medida en la que sitúas en primer plano de tu conciencia alguna parte del cuerpo y la conectas con alguna zona próxima, la integras favorablemente en una unidad mayor. Cuando prestas atención a una zona corporal ejercitas también tus habilidades de concentración relajada. La mente aprende a permanecer durante un momento centrada en un área, mientras de fondo te acompañan sensaciones agradables de descanso. Con el paso de los minutos la interacción entre la mente y el cuerpo se refuerza. La consecuencia es un estado de conciencia mejorado, y una grata sensación de globalidad y libertad.

Con la práctica comprobarás que no conviene forzar este estado, sino crear simplemente las condiciones idóneas para que surja, para que se produzca de forma natural. Déjate llevar por la atracción natural de la tierra, y acompaña con gusto las sensaciones de soltura de tu cuerpo.

Trabajar desde el pensamiento

Una vez adentrados en las sensaciones corporales proseguimos con la práctica de la posición semisupina. A través de mensajes sencillos que dirigimos desde el pensamiento podemos influir positivamente sobre el cuerpo. Estos mensajes se denominan directrices y los veremos en profundidad en el capítulo 4.

Las directrices tienen que ver generalmente con soltar, con expandir, o con dirigir partes de tu cuerpo. Confía en que tu mente encuentre el camino para que surtan efecto tus mensajes.

A continuación dispones de algunos modelos de directrices. Adáptalos a tus propias necesidades corporales y personales (ver Fig. 2-4).

- Dejo que mi cuerpo se extienda sobre la superficie del suelo.
- Mi nuca se suelta mientras mi cabeza tiende a orientarse hacia fuera, alejándose de la columna vertebral.
- Mi espalda tiende a elongarse y expandirse hacia ambos lados.
- La articulación de la cadera se suelta permitiendo que mis piernas queden sostenidas en libertad.
- Pienso que mis rodillas se dirigen hacia arriba, hacia el techo, de forma que mis caderas se liberan.
- Mis pies se extienden sobre el suelo y los dedos de mis pies se prolongan hacia delante.

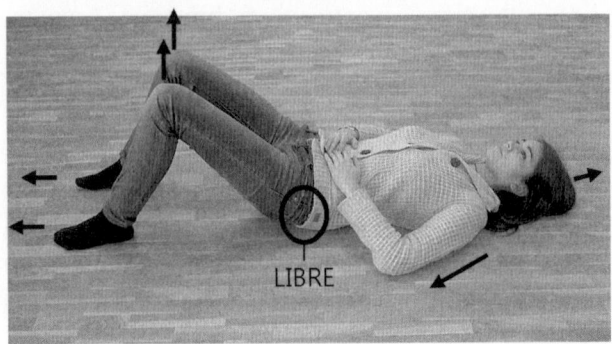

Fig. 2-4.

En cualquier momento puedes volver a alguna de las directrices anteriores, o retomar la conciencia de tu cuerpo. El efecto del trabajo con las directrices aparece siempre un poco más tarde. Tener presente esta idea te ayudará a no esperar una respuesta inmediata en tu cuerpo. Déjate llevar por la sensación general de placidez y bienestar mientras sigues proyectando las directrices hacia el futuro.

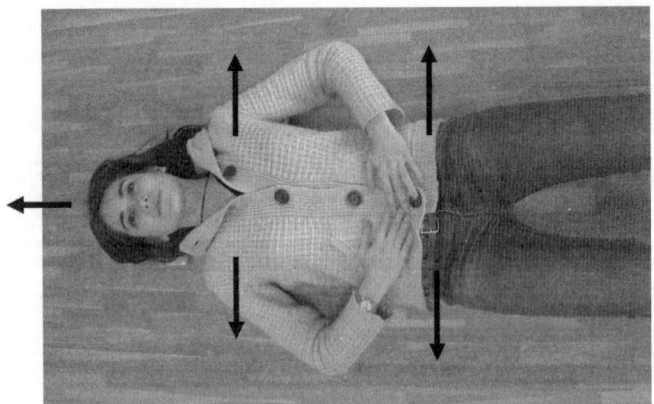

Fig. 2-5.

- Mis hombros se liberan y se expanden a izquierda y derecha.
- La musculatura de mi caja torácica se suelta permitiéndome respirar con facilidad.
- Mi hombro izquierdo se distancia de la zona derecha de la cadera.

◗ Mi hombro derecho se distancia de la zona izquierda de la cadera.
◗ Mi cabeza y mi coxis se orientan en direcciones opuestas.

A medida que vayan transcurriendo los minutos comprobarás el efecto de sentir tu cuerpo, tu respiración, y haber pensado las directrices. El estado de mayor calma y equilibrio alcanzado suscita que tu energía se regenere con fluidez. La retroalimentación positiva entre la mente y el cuerpo produce este efecto natural.

Permanece en la posición semisupina un tiempo razonable, en función de tu apetencia y disponibilidad. De 10 a 20 minutos suele estar bien. En los últimos momentos puedes dejar caer una pierna hacia delante y dejarla extendida sobre el suelo. Nota el efecto que este cambio produce en tus sensaciones. Después de unos segundos puedes hacer lo mismo con la otra. En el caso de que sufras molestias en la zona lumbar es preferible omitir la extensión de las piernas.

Antes de levantarte realiza una pausa para pensar cómo lo vas a hacer. Si te levantas muy directamente tenderás a tensar enormemente tu cuello y otras partes de tu cuerpo. Es preferible que, ayudado de tus brazos y piernas, te inclines hacia un lado para favorecer la acción de levantarte. Sé consciente del uso que haces de ti mismo para volver a la posición erguida.

Beneficios de practicar la posición semisupina

Los estudiantes que cursan el grado superior de música saben lo que significa el esfuerzo continuado. El tributo que muchos de ellos tienen que pagar para poder acceder con mayores garantías a su futura dedicación profesional se sitúa en torno a las 30 horas de estudio semanal. 30 horas en las que mente y cuerpo trabajan con intensidad y en ocasiones con mayor desgaste del aconsejable.

Conocer algunos de los beneficios de la posición semisupina puede animarte a practicarla. Con ello contribuirás a poner sentido común y bienestar a tu actividad musical. A continuación dispones de algunas interesantes aportaciones de su práctica continuada:

- La tensión muscular tiende a disiparse, estimulando la regeneración muscular interna.
- Los nervios también agradecen liberarse de la presión a la que se ven sometidos por la acción de unos músculos acostumbrados a tensarse en exceso.
- Las articulaciones se liberan de la presión constante que sobre ellas ejerce la contracción muscular y la propia fuerza de gravedad.
- La flexión en las rodillas contribuye a un mayor alargamiento de la columna vertebral y al descanso de la zona inferior de la espalda.
- El estiramiento que se produce en la columna vertebral facilita una mejor alineación del cuerpo al volver a la posición vertical.
- La respiración también mejora como consecuencia entre otras cosas de la mayor soltura en la caja torácica y en el abdomen.

Al margen de los beneficios físicos, la práctica de la posición semisupina aporta también otras ventajas (ver Fig 2-6).

- Incremento del conocimiento corporal al tomar conciencia de las diferentes zonas del cuerpo.
- Desarrollo de la atención relajada y dinámica. Cuando la mente se centra por un instante en un estímulo corporal y lo destaca ligeramente del resto, ejercita su capacidad de concentración.

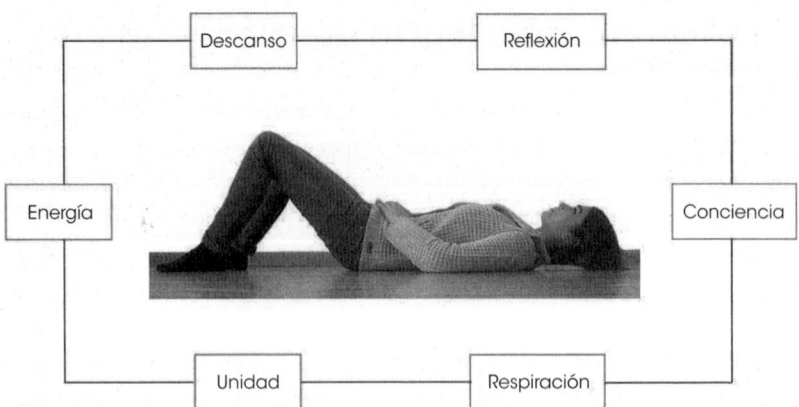

Fig. 2-6. La influencia mutua entre el cuerpo y la mente genera un propicio estado para el descanso, la toma de conciencia y la reflexión.

- El equilibrio mental y corporal alcanzado suscita las condiciones idóneas para pensar con mayor claridad y serenidad.
- El bienestar general alcanzado contribuye a regular mejor la conducta posterior a su práctica.

Un planteamiento musical inteligente incluye momentos de descanso en los que tomar aire y renovar las energías. Horas y horas de estudio en condiciones de tensión excesiva y agotamiento muscular no aportan grandes mejoras. Introducir pausas restauradoras en nuestra rutina de trabajo y *resetear* nuestra manera forzada de actuar contribuye a funcionar a pleno rendimiento musical.

La calidad del estudio es tan importante o más que la cantidad. Recordando el inicio del capítulo y recurriendo al sentido del humor, ya sabes lo que deberías contestar si en alguna ocasión te encuentras en Nueva York y alguien te pregunta cómo llegar al Carnegie Hall:

¡Estudiando y practicando la posición semisupina!
¡Estudiando y practicando la posición semisupina!
¡Estudiando y practicando la posición semisupina!

Ideas clave

- La actividad musical es intensa y continuada, por lo que una pausa reparadora y estratégica resulta una aportación inteligente.
- El concepto esencial es *dejar de hacer* durante unos momentos, dejar de funcionar a la manera habitual. Incrementar el grado de conciencia corporal contribuye a que esto suceda.
- El trabajo con las directrices está encaminado a que mente y cuerpo sintonicen propiciando una mejor distribución de la energía.
- Los beneficios de practicar regularmente la posición semisupina son considerables tanto en el terreno corporal como en el psicológico.
- La experiencia obtenida en esta posición contribuye a mejorar la calidad de la acción musical.

Explora por ti mismo

- ¿Has contabilizado alguna vez las horas semanales que dedicas a tu estudio musical? ¿Consideras que intercalar algún descanso constructivo en tus sesiones de estudio, como el que hemos visto en este capítulo, puede resultarte útil?
- Utiliza un diario en el que plasmar tus experiencias al trabajar la posición semisupina. En él puedes incluir:
  - Momentos en la semana en los que la quieres practicar.
  - Modificaciones que vas realizando en función de tu experiencia. Puedes llegar por ejemplo a la conclusión de que prefieres practicar la posición semisupina justo después de tus sesiones de estudio, a mitad o incluso antes.
  - Directrices que consideras interesante incluir en tu trabajo.
  - Avances en relación con tu capacidad de *dejar de hacer* en diferentes partes de tu cuerpo.
  - Variaciones en tu capacidad de mantenerte presente durante la práctica (consciente de tus sensaciones, pensamientos y emociones).
  - Mejoras que puedes introducir (buscar un lugar más silencioso para practicar, ajustar mejor la temperatura ideal de la sala, ropa más cómoda, mejor mentalización antes de empezar…).
  - Beneficios que encuentras por el hecho de practicarla con regularidad.
- Transfiere parte de las experiencias alcanzadas durante la práctica de la posición semisupina a tu estudio musical:
  - *Sensación de mayor autorregulación:*
    Cuando practicas la posición semisupina tu mente suele regular y secuenciar mejor las actividades que realiza (dirigir la atención a una zona del cuerpo, notar la respiración, darte una directriz, reflexionar sobre algún asunto). Toma como modelo esa experiencia real de control fluido y tranquilo, y prueba a reproducirla en algunos momentos de tu estudio.

Un descanso inteligente

- *Conciencia de tu cuerpo:*
  A partir de la conciencia incrementada de aspectos globales y particulares de tu cuerpo en la posición semisupina, despierta tu curiosidad por comprobar dichos aspectos cuando te encuentres activo corporalmente.
- En los casos en los que tu instrumento te lo permita, colócate en la posición semisupina y experimenta con las sensaciones (ver Fig. 2-7).
  - Acomoda el instrumento a tu posición y toma conciencia de la expansión de tu cuerpo.
  - Toca algo sencillo, o simplemente notas largas. Permanece entonces alerta a tus sensaciones con el propósito de comprobar si se producen cambios en tu posición o estado corporal.
  - Es muy común observar que la espalda se arquea, alguna parte se separa del suelo o tensas innecesariamente alguna zona.
  - Si sucede esto, detente por un momento y experimenta de nuevo. La idea es que la acción de producir sonido no te aleje de tu equilibrio mente-cuerpo.

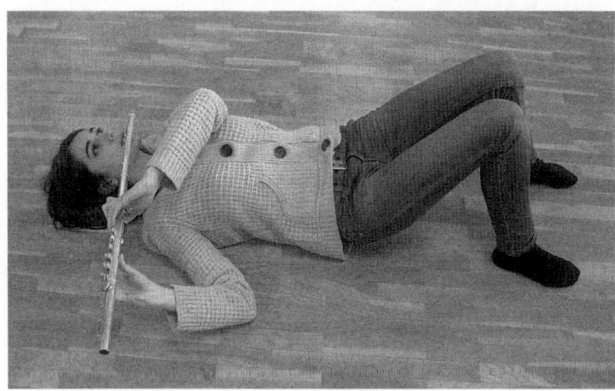

Fig. 2-7.

3

SENSACIONES CORPORALES. SENSACIONES MUSICALES

En el capítulo anterior hemos aprendido a descansar de una manera constructiva. Nuestro viaje musical cuerpo-mente hacia la «zona de confort» continúa con una nueva herramienta: la observación y nuestras sensaciones internas. Como comprobaremos a continuación, notar y observar con objetividad el funcionamiento de nuestro cuerpo aporta considerables ventajas en el incremento del bienestar musical.

Las sensaciones en la música

¿Has probado en alguna ocasión a tocar tu instrumento musical con tapones en los oídos y sin apenas poder escucharte? Puede resultar una experiencia desconcertante. Sin el *feedback* sonoro de lo que produces, el resultado deja mucho que desear. La afinación no es precisa, el sonido se ensucia, e incluso el *tempo* se ve alterado.

Del mismo modo sucede con las sensaciones internas, las sensaciones que llegan de nuestros músculos y del mundo interior de nuestro cuerpo (sentido cinestésico). Aunque no seamos conscientes de su presencia, sin ellas no podríamos pasar el arco con eficacia, colocar una adecuada embocadura, ni mover los dedos con precisión. Contar con sensaciones internas fiables incrementa positivamente el control en la actividad musical.

Las sensaciones internas nos aportan:

- Información de la postura.
- Localización de las distintas partes de nuestro cuerpo.
- Información para coordinar los movimientos que realizamos.
- Conocimiento del grado de tensión muscular.

Muy a menudo nuestras sensaciones rinden muy por debajo de sus posibilidades. Este es el punto verdaderamente importante. Por falta de un criterio claro o por una atención deficiente, no percibimos de una forma eficaz. Si al hacer música no te escuchas con atención, es fácil que pases por alto errores de diferente naturaleza. El oído funciona, pero lo hace a bajo rendimiento. Algo parecido sucede con las sensaciones internas de tu cuerpo. Cuando no escuchas con precisión lo que tus músculos te dicen, utilizas peor tu cuerpo y con el tiempo se reduce tu bienestar.

¿Cómo funciona la sensación interna?

Cuando tocamos un instrumento musical, nuestra mente realiza de una forma automática continuos microajustes musculares en los que también participa el oído. En el interior de los músculos, de los tendones e incluso de la piel se encuentran diminutos sensores que aportan una información muy valiosa. Nuestro cerebro procesa esta información y en función de ella activa el cuerpo en una constante retroalimentación sensorial (ver Fig. 3-1).

Un violinista, por ejemplo, modifica rápidamente la posición de su dedo cuando aprecia que la afinación no es correcta. Un trompetista

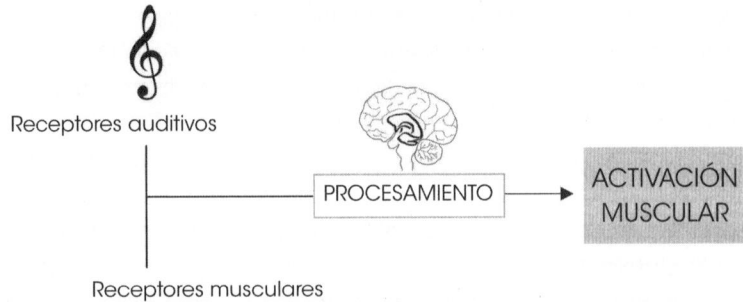

Fig. 3-1.

Sensaciones corporales. Sensaciones musicales

ajusta el grado de firmeza del diafragma o la apertura de su garganta en función de la calidad de lo que escucha. Tanto el violinista como el trompetista han recurrido a la colaboración de la sensación interna, el llamado sentido cinestésico.

Cuando fuimos bebés tuvimos que aprender a movernos y a dominar el mundo de las sensaciones musculares y posicionales. El bebé de pocas semanas de vida, basándose en sus sensaciones internas, practica sin cesar acciones como abrir y cerrar la mano, o asir objetos. Con el tiempo, el niño es capaz de estructurar mejor sus percepciones, y controlar fácilmente los movimientos de su cuerpo. Cuando aprendemos a tocar un instrumento musical sucede en parte lo mismo. Sin darnos cuenta de ello empleamos nuestras sensaciones musculares internas al servicio del oído, y con la práctica el proceso se vuelve automático.

Un pequeño problema sensorial

No sé si has tenido alguna vez la siguiente experiencia: sostener el brazo a alguien y pedirle que lo relaje; cuando dice que ya está relajado, soltárselo de repente y quedarse el brazo de la persona en alto, en el mismo sitio. Se trata de una circunstancia curiosa que refleja un fenómeno interesante. La persona cree que su brazo está suelto, pero en realidad todavía lo sostiene. En el diálogo interno imaginario de esta persona con los músculos de su brazo podríamos oír algo así como:

Persona: ¿Ya estáis relajados?
Músculos: Sí, totalmente.
Persona: Gracias por la información.
Músculos: De nada. *¡Si tú supieras!*

La situación que acabamos de presenciar nos ayuda a comprender la naturaleza de las sensaciones internas. En ocasiones la percepción de la actividad muscular se distorsiona y el funcionamiento corporal se vuelve deficiente (ver Fig. 3-2). Damos por correcto algo incorrecto, y la consecuencia inevitable es que con el tiempo empeora nuestro bienestar y nuestro rendimiento.

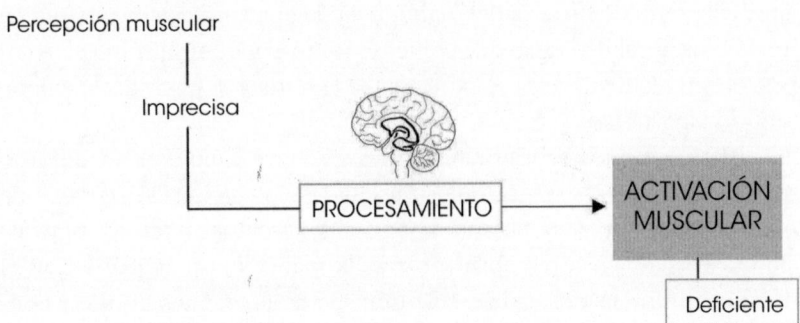

Fig. 3-2.

Aquí tienes algunas de las características de las percepciones internas distorsionadas:

- Son equivocadas o imprecisas.
- Nos conducen a funcionar peor en la actividad musical.
- Suelen aportarnos seguridad, aunque no sean efectivas.
- Se escapan a nuestra conciencia.
- Estamos tan acostumbrados que nos incomoda actuar sin ellas.

La imprecisión de la percepción interna es un fenómeno muy frecuente, pero ¿por qué sucede?

El fenómeno de la habituación

El músico que progresivamente se ha habituado a una cantidad excesiva de energía para pasar el arco, soplar o bajar las teclas, considera normales y adecuadas las sensaciones relacionadas con dicha acción. En ningún momento advierte que hace más de lo necesario. Sus músculos aportan la misma información que en la anécdota anterior de soltar el brazo: *todo va bien, ninguna tensión*.

El proceso de distorsión de las sensaciones es el siguiente. Nuestros receptores sensoriales van acomodándose lenta y paulatinamente a niveles altos de activación muscular. Con el tiempo nuestro cerebro interpreta que no existe tal tensión, y como consecuencia de ello llegamos a creer, por ejemplo, que nuestros hombros están libres, cuando en realidad los estamos elevando nosotros mismos. Lo normal en estas circunstancias es permanecer en la incomodidad, realizando de continuo un esfuerzo innecesario e impidiendo disfrutar con plenitud de la música (ver Fig. 3-3). El mismo fenómeno de habituación sucede en relación con las cuestiones posicionales del cuerpo.

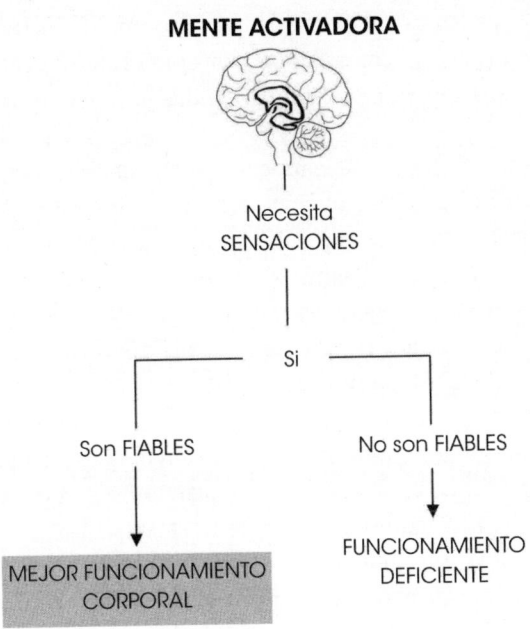

Fig. 3-3.

Es posible apreciar también el fenómeno de la habituación en otros sentidos, como el olfato o el oído. A los fumadores les resulta imposible discriminar pequeñas cantidades de humo de un cigarrillo, porque sus receptores olfativos se han ido acostumbrando a un umbral de excitación mayor para advertirlo. El oído no es ajeno a la acomodación perceptiva. Un instrumentista de cuerda que no dedica momentos a trabajar solo, a escucharse con atención y cuestionar su afinación, deja gradualmente de apreciar sutiles diferencias. Con el tiempo su oído se habitúa a dar por válidas alturas de los sonidos que no son justas o precisas.

Llegados a este punto surgen dos preguntas prácticas ¿Cómo saber si nuestras sensaciones internas son fiables o no? ¿Cómo volver a hacer fiables nuestras percepciones?

La respuesta a dichas cuestiones constituye uno de los puntos fuertes de la técnica Alexander. La mayor parte de los problemas corporales que presentan los músicos tienen que ver con la incapacidad para reconocer errores posturales y con el exceso de esfuerzo realizado en la actividad musical. Por este motivo, una de las tareas principales del profesor de técnica Alexander consiste en hacer consciente al alumno de sus percepciones equivocadas en relación con estos aspectos.

El profesor de técnica Alexander está especializado en detectar el tono muscular del alumno, ofreciéndole una constante retroalimentación de sus propias sensaciones. Con la práctica, y gracias a esta valiosa información, el alumno consigue ser consciente de sus propios errores perceptivos, con lo que puede subsanarlos poco a poco. Se trata de recibir una pequeña ayuda externa, con el fin de identificar con mayor claridad el a veces confuso mundo interior.

Nuestra forma cotidiana de hacer música está tan arraigada que nos parece correcta y fiable. No nos importa lo mal coordinados que estemos, simplemente nos parece bien. Pero tal como hemos comprobado anteriormente, funcionamos a partir de nuestras sensaciones musculares y posicionales. Son nuestros datos de navegación. El problema reside en que si esta información está equivocada no llegaremos probablemente a la «zona de confort», sino que nos mantendremos divagando por la incomodidad. Conseguir que nuestras sensaciones internas sean fiables resulta más importante de lo que parece.

Recobrar la fiabilidad de las sensaciones

Al margen de la inestimable ayuda del profesor de técnica Alexander, disponemos de diversas formas y experiencias para *fiabilizar* nuestras sensaciones internas. A continuación vemos algunas de ellas.

La observación visual. Trabajo con el espejo

El trabajo con un espejo, tus sensaciones internas y la constancia, te ayudarán enormemente a mejorar en cuestiones relacionadas con la postura y el movimiento. Con el tiempo, y gracias a una observación atenta, conseguirás advertir matices en el funcionamiento de tu cuerpo que ahora pasan inadvertidos.

El proceso es muy similar a lo que sucede cuando oímos una obra sinfónica. La primera vez es imposible atender a la multitud de motivos y maravillosos elementos musicales. Cuando la oyes en sucesivas ocasiones comienzas a descubrirlos y disfrutar de su riqueza. Del mismo modo, la observación del uso corporal se perfecciona con la práctica y aprendiendo a dirigir convenientemente la atención.

A continuación dispones de una sencilla guía que puedes emplear para tomar un primer pulso de tu postura y uso corporal. Sitúate de pie delante de un espejo y parte de una postura que consideres habitual en ti. No trates de ponerte «correctamente», sino según tu costumbre.

De perfil
- Comprueba si existe en tu figura una alineación natural tronco-cabeza-piernas, o por el contrario hay elementos fuera del eje central.
- Presta atención a la posición de tu cabeza con el fin de ver si elevas o bajas en exceso el mentón. La suave orientación de la cabeza hacia delante y arriba contribuye a un alargamiento equilibrado y a una óptima disposición de la columna vertebral.
- Observa que tus rodillas quedan libres, ni rígidas hacia atrás, ni excesivamente flexionadas hacia delante. Se trata de amortiguadores naturales que aportan flexibilidad al cuerpo entero cuando nos encontramos de pie.

De frente
- Las puntas de los pies no quedan ni abiertas en extremo, ni dirigidas hacia el interior.
- La simetría entre el lado izquierdo y derecho puede servirte también de guía en la observación de tu cuerpo. Observa que la cadera queda igualada en altura en ambos lados.

- Céntrate ahora en observar si tus hombros están libres y abiertos de forma natural. En ocasiones el pecho queda hundido y los hombros cerrados. La apertura en esta zona nos interesa para facilitar la respiración, optimizar la disposición personal y disfrutar de mayor ventaja mecánica para los movimientos.
- Uno de los hombros puede encontrarse más elevado que el otro. Averigua en tal caso su posible causa.
- Finalmente, comprueba si la cabeza se encuentra centrada sobre los hombros, o ligeramente ladeada a izquierda o derecha.

Con el instrumento
- Comprueba si se produce algún desajuste en tu postura global por el hecho de colocarte el instrumento.
- Cuando toques, desarrolla tu capacidad de observación tanto del conjunto (postura global), como de aspectos particulares (paso del arco, colocación de brazos, dedos, manos, cabeza, etc.).
- Observa si tiendes a cerrarte o encogerte mientras tocas. Los hombros te aportarán información de cuánto te cierras, y tu estatura, de cuánto te encoges. Identifica en qué momentos sucede con mayor evidencia.

En los capítulos dirigidos a la postura seguiremos hablando de aspectos que complementarán nuestra capacidad de observación.

Grabación en vídeo

El vídeo puede ofrecerte información de primera mano de tu postura y de tus movimientos mientras haces música, ya sea durante una sesión de estudio o en una actuación. Una de las ventajas con respecto al espejo es que te permite visionar y parar la imagen las veces que quieras, lo que contribuye a aumentar la información sobre ti mismo en acción.

- Puede resultar interesante observar en las imágenes del vídeo los siguientes aspectos:

- Cómo empleas los elementos de apoyo (pies, piernas y la parte inferior de tu espalda), dependiendo de si la actividad musical se realiza sentado o de pie.
- Grado de alineación de la cabeza con el tronco.
- Apertura de los hombros y posible acortamiento de la postura.
- Inclinación excesiva hacia los lados.
- Posición de elementos concretos (boca en instrumentos de viento, brazos, manos, dedos).
- Sujeción y posición del instrumento musical.
- Grado de correspondencia de los movimientos realizados con la expresión musical.
- Diferencias de actitud corporal entre el estudio y la interpretación en público (reunir grabaciones de ambas situaciones y compararlas).
- Grado de correspondencia entre la postura y los movimientos que muestra el vídeo, y la sensación que tuviste sobre ellos en el momento de la grabación.

Presta especial atención al instante en el que comienzas a tocar. Este momento es clave para comprobar el inicio de tensiones o desajustes posicionales. Si congelas la imagen en el preciso segundo en el que empiezas a emitir el sonido, podrás registrar con claridad los cambios que se producen en la relación espacial de unas partes del cuerpo con respecto a otras: quizá los hombros tienden a elevarse queriendo contribuir a la acción, la espalda se arquea hacia dentro, la cabeza se retrae como consecuencia de la tensión excesiva de los músculos del cuello. Observa con interés el momento de inicio porque suele ser ahí donde comienza la descoordinación.

En el instante de iniciar una acción el cuerpo actúa en función de una serie de patrones neuromusculares condicionados por nuestros hábitos y actitudes. La concepción que tenemos de la acción queda reflejada en la manera de utilizar el cuerpo. Cuando pensamos que una obra musical es complicada, por ejemplo, o que para interpretarla es necesario esforzarse enormemente, activamos el interruptor de la tensión muscular excesiva. La conexión mente-cuerpo es la protagonista de la acción musical.

Comparar la información visual con la interna

Hemos hablado anteriormente de que las sensaciones internas relacionadas con la actividad muscular y con las referencias posicionales son necesarias en la música. Necesitamos información fiable de ellas para realizar movimientos eficaces. El espejo o el vídeo nos pueden ayudar enormemente a confiar en nuestras sensaciones. Para conseguirlo debemos ampliar nuestra conciencia, y ser capaces de comparar lo que observamos en el espejo (la información objetiva y fiable), con lo que notamos en nuestro cuerpo (las sensaciones que pueden estar distorsionadas) (ver Fig. 3-4).

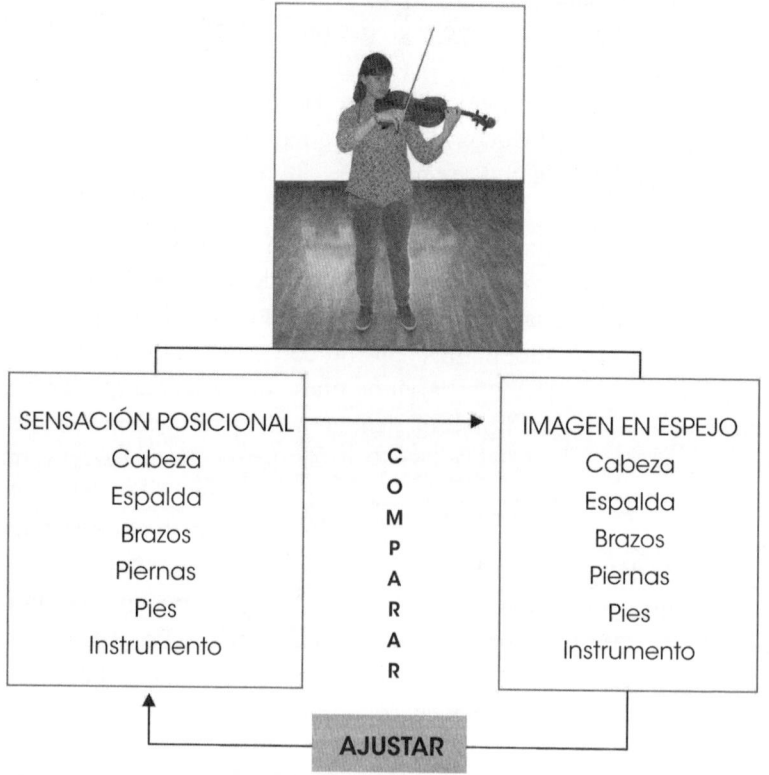

Fig. 3-4. Despertar la curiosidad por comprobar la correlación de las sensaciones corporales (cinestésicas) con las visuales contribuye con la práctica a disponer de una información corporal más fiable sin necesidad del espejo.

Sensaciones corporales. Sensaciones musicales

La pregunta clave en esta tarea sería: ¿Se ajusta lo que veo ahora en el espejo con lo que siento corporalmente?

Durante el calentamiento diario en tus sesiones de estudio dispones de una buena ocasión para utilizar el espejo con el fin de cuestionar y mejorar tus sensaciones internas. Se trata de algo similar a lo que realizan los bailarines al comienzo de sus sesiones de práctica. Mirar en el espejo, atender a las sensaciones del cuerpo, comparar y mejorar. Cuando trabajes con una escala o un estudio, mantén una atención parpadeante entre fuera (espejo) y dentro (tus sensaciones). Esta comparación te permitirá «afinar» mejor en la apreciación de tus sensaciones internas.

En este capítulo nos hemos interesado por la observación. Una observación que puede ser interna, a través del sentido cinestésico, y externa, mediante la vista o el oído. Los datos recogidos a través de la observación van a ser esenciales para el siguiente paso. En el próximo capítulo comenzaremos a operativizar el proceso de cambio que nos aproxime a la «zona de confort». La técnica Alexander propone dos herramientas específicas para ello.

Ideas clave

- Las acciones que realizamos en la música necesitan una retroalimentación constante de las sensaciones (oído, vista, sentido cinestésico).
- Si las percepciones que guían la postura o el movimiento son imprecisas el resultado no es satisfactorio.
- A través del fenómeno de la habituación nuestras percepciones tienden a distorsionarse y llegamos a dar por correcto aquello que no lo es.
- La observación neutra y sin prejuicios contribuye a evaluar objetivamente el funcionamiento corporal.
- Disponemos de procedimientos empíricos con el fin de cuestionar nuestras sensaciones. La utilización del espejo o el vídeo sirve para contrastar las imágenes (información ob-

> jetiva) con las percepciones internas (información susceptible de distorsión).
> - El estudio diario puede incluir un apartado en el que trabajar con el espejo y hacer más fiables las percepciones corporales.

Explora por ti mismo

- Cuando estudiamos, la atención se encuentra muy focalizada en aspectos como la afinación, la calidad del sonido o cualquier otro aspecto que queremos mejorar. Se trata muy a menudo de una atención excluyente que aísla un solo asunto sin cabida para nada más. La consecuencia de este enfoque puede incluir una tensión muscular excesiva a costa de la pretendida mejora particular. La siguiente experiencia tiene como cometido que amplíes tu conciencia musical e incluyas en ella tus sensaciones internas.
  - Elige un material sencillo sobre el que trabajar. Si puede ser de memoria mejor, pues de esta forma tu mente podrá centrarse con mayor libertad en las sensaciones.
  - Comienza a tocar o cantar mientras escuchas con calma la calidad de tu sonido. Escucha su continuidad, la riqueza de armónicos, su proyección, su centro. Deja que pasen unos segundos mientras tu foco de atención sigue siendo el sonido.
  - Lleva ahora tu conciencia a la sensación muscular que experimentas en tus hombros mientras continúas tocando. Deja que la sensación de los hombros ocupe el centro de tu atención durante unos segundos y comprueba que permanecen libres y abiertos.
  - Cuando hayas experimentado con claridad la sensación de tus hombros sigue tocando, y fusiona en tu conciencia la sensación de los hombros con la atención a la calidad del sonido. Si permaneces calmado comprobarás que tu mente puede supervisar eficazmente estos dos aspectos.

Sensaciones corporales. Sensaciones musicales

- Si la experiencia te resulta fácil puedes añadir un tercer foco de atención. Introdúcelo de una forma progresiva. Primero ocupando el centro de tu atención, y posteriormente combinándolo con otras sensaciones.

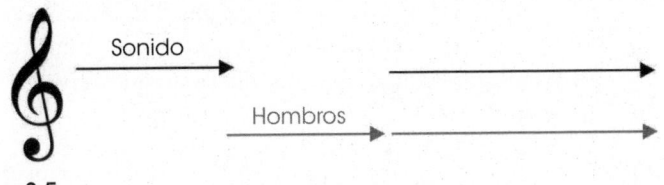

Fig. 3-5.

Incluir las sensaciones musculares en diferentes momentos del estudio puede aportarte interesantes beneficios. Cuando trabajes pasajes difíciles, por ejemplo, dispondrás de una información adicional sobre el nivel de tensión muscular asociado a tu actividad.

- ¿Qué importancia le das a las sensaciones internas de tu cuerpo mientras haces música? ¿Las tienes en cuenta en aspectos como sacar buen sonido o la expresión musical?
- Cuando trabajas con el espejo, ¿contrastas lo que sientes corporalmente con lo que observas en él? ¿De qué manera consideras que le puedes sacar mayor partido a la práctica con el espejo?
- Mientras te encuentras sentado o de pie, cruza tus brazos por delante. Prueba ahora a cruzar tus brazos a la inversa y ten presente tus sensaciones (si tu antebrazo izquierdo quedaba sobre el derecho, ahora lo hará por debajo, o al contrario). Comprobarás que la nueva forma de cruzar los brazos se experimenta de una manera extraña. Ello es debido a la fuerza de las sensaciones asociadas a nuestros hábitos. Así sucede con lo que sientes al principio cuando utilizas mejor tu cuerpo. Se experimenta de una manera curiosa.
- Algunos músicos viven con mucha intensidad emocional la interpretación. Esta excitación al hacer música presenta ventajas e inconvenientes.

- ¿Eres consciente de tu uso corporal cuando estás muy entregado en tu interpretación?
- ¿Consideras que puedes canalizar mejor la tensión emocional y muscular en dichas circunstancias?

▪ Prueba durante un momento a interpretar un fragmento musical de memoria. Cierra los ojos y concéntrate en las sensaciones corporales internas mientras cantas o tocas. Anota después en un papel el resultado de tus observaciones en tres columnas diferentes:
- Postura general.
- Posición y sujeción del instrumento.
- Distribución del tono muscular.

▪ A continuación vuelve a ejecutar delante de un espejo el mismo pasaje y utiliza en esta ocasión la vista para comprobar aspectos de tu postura general, de tu posición y sujeción del instrumento, y de cómo es tu coordinación en acción. Anota las observaciones al respecto y compara los resultados con la lista anterior.

▪ Siéntate durante un momento y apoya las manos sobre tus piernas. Cierra entonces los ojos mientras llevas tu atención a las sensaciones de tu mano izquierda. Cierra el puño y piensa que a través de tus sensaciones puedes controlar el nivel de tensión de tus dedos y tu mano:
- Nivel suave: mano y dedos prácticamente relajados.
- Nivel medio: mano y dedos con un nivel intermedio de tensión muscular.
- Nivel alto: mano y dedos con un nivel elevado de tensión muscular.

▪ Varía voluntariamente el nivel de tensión muscular al cerrar tu puño. Puedes hacerlo experimentando libremente, o bien siguiendo una secuencia de instrucciones como esta: nivel medio – nivel suave – nivel alto. Crea tú mismo diferentes secuencias con 3 o 4 instrucciones y llévalas a cabo a una velocidad tranquila. Mientras experimentas con esta experiencia comprobarás que la guía para alcanzar los diversos grados de tensión muscular son las propias sensaciones de tu mano. La mano contiene en su interior un gran número de diminutos sensores que aportan información de su posición y de los niveles de tensión.

4

DOS HERRAMIENTAS PARA EL CAMBIO DE HÁBITOS

En nuestra aproximación hacia una actividad musical más satisfactoria es vital comprender la conveniencia de dejar de practicar y repetir malos hábitos. Si descuidamos la utilización corporal y repetimos una y otra vez gestos forzados o malas posturas, estamos limitando nuestro verdadero potencial. Los malos hábitos posturales son como un profundo surco en la tierra que nos obligan a recorrer siempre el mismo camino equivocado.

En el presente capítulo nos centraremos en las dos herramientas principales que la técnica Alexander ofrece para el cambio de hábitos relacionados con la postura y la tensión excesiva. Si integras en tu trabajo musical los dos conceptos clave que vamos a abordar, dispondrás de una inestimable colaboración en el incremento de tu bienestar.

Una vez tomada conciencia del mal hábito, la secuencia operativa es la siguiente:

1. INHIBICIÓN: Detener conscientemente los mecanismos posturales incorrectos.
2. DIRECCIÓN: Dirigir desde el pensamiento una mejor utilización corporal.

Detener el mecanismo postural incorrecto

¿Cómo se manifiestan los hábitos de mala utilización corporal? Es muy común observar en un ensayo conductas como mantener la cabeza fuera del eje de alineación natural, flacidez excesiva en el torso, o la elevación continuada de los hombros. Los músicos en los que se aprecian estas características posturales tienden a mantener dichos comportamientos semanas, meses y años. Se trata de la fuerza del hábito. Cegados por la costumbre, un gran número de músicos no son conscientes de su utilización corporal, y quizá tampoco de sus negativas consecuencias.

Los hábitos de excesiva tensión en la interpretación se aprecian con mayor detalle ante pasajes difíciles, al intentar hacer un piano de calidad, o cuando pretendemos expresar con intensidad un fragmento musical. Sea como fuere, una vez instaurados, este tipo de hábitos representan una influencia constante y negativa para nuestro bienestar y funcionamiento.

Estos mecanismos de funcionamiento corporal negativos se caracterizan por:

- Incidir perjudicialmente en estructuras anatómicas de todo tipo.
- Pasar inadvertidos.
- Limitar el rendimiento.
- Reducir el nivel de bienestar.
- Resistirse al cambio.

El requisito inicial para llegar a una acción musical más libre consiste en identificar aquellos hábitos posturales que resultan desaconsejables. Para tal propósito necesitamos ampliar nuestro foco de atención. Además del cuerpo, nuestras actitudes personales merecen también una auténtica revisión.

A continuación dispones de una sencilla guía en la tarea de observar y cuestionar tus hábitos relacionados con la actividad musical:

Aspectos corporales
- La posición de tu cuerpo al estar sentado o de pie.
- Cómo es la coordinación de tus movimientos.

Aspectos más globales
- Qué actitud tienes ante la consecución de objetivos.
- Cuál es tu reacción ante las dificultades.
- Cómo es tu relación con la música.
- Cómo planteas tus sesiones de estudio.

Es cierto que cambiar los mecanismos posturales establecidos lleva su tiempo. No se consigue de la noche a la mañana. Pero también es cierto de que se trata de un apasionante proceso de autodescubrimiento personal en el que la persistencia tiene su recompensa. Recuerda esta conocida frase: «Si sigues haciendo lo que siempre has hecho, seguirás obteniendo lo que siempre has obtenido».

Deteniendo el hábito

La primera herramienta que propone la técnica Alexander para iniciar el cambio de hábitos es la denominada *inhibición*. La inhibición consiste en la realización de una pausa antes de que se activen nuestros mecanismos posturales erróneos. Dicho de una forma sencilla, se trata de una parada estratégica para *dejar de hacer* las cosas a la manera habitual (ver Fig. 4-1). El mecanismo postural incorrecto está asociado a un estímulo determinado (tensión excesiva en los hombros y la nuca ante el estímulo o intención de querer sacar una gran cantidad de sonido, por ejemplo). Cuando aparece dicho estímulo (sacar gran cantidad de sonido), detenemos conscientemente la aparición del hábito negativo, y a través del pensamiento dirigimos adecuadamente la acción.

Cuando detenemos en su origen un patrón de inadecuada utilización corporal, nuestra mente puede organizar una mejor respuesta. El tiempo que nos aporta la pausa nos permite sustituir lo erróneo por una

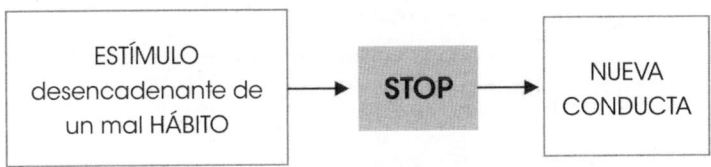

Fig. 4-1.

acción mejorada. En muchas ocasiones, basta incluso con dejar de hacer lo incorrecto, para que surja por si solo lo correcto.

La inhibición es una de las habilidades del control ejecutivo de nuestra mente. Su desarrollo resulta imprescindible para el buen funcionamiento del conjunto de procesos mentales que hacen posible el despliegue óptimo de nuestras capacidades musicales. Gracias a la inhibición es posible detener los impulsos, redirigir la atención a aspectos importantes de la tarea que realizamos, regular mejor las emociones o facilitar la toma de decisiones. La experiencia muestra que detener la conducta, es en ocasiones tan importante o más que activarla.

Una vez comprobada la utilidad de la inhibición pasamos a contemplar sus posibilidades prácticas en el contexto del estudio musical. Para empezar vamos a emplear las pausas con la intención de facilitar la observación de cómo es nuestro uso corporal y nuestra actitud general al hacer música. Te aconsejo que trabajes siempre delante de un espejo, ya que así podrás comparar en todo momento lo que sientes corporalmente con lo que observas en él.

El propósito de esta práctica consiste en tomar conciencia de uno mismo e identificar algún aspecto corporal o personal que pudiera ser susceptible de mejora, si así fuera. Antes de trabajar, mentalízate para sacar el máximo provecho de esta experiencia. Experimenta con la pausa y detén la acción con el fin de comprobar cuál es tu utilización cuerpo-mente.

Toca un fragmento de una obra preferiblemente que ya hayas trabajado.

- Cuando lleves tocando unos compases comienza a realizar pausas aleatorias. Es decir, detente durante un par de segundos y continúa.
- Durante la pausa pon en marcha lo que hablamos en el capítulo anterior en relación con las sensaciones internas. Comprueba simplemente cómo es tu uso corporal.
- Emplea tanto el espejo como tus propias sensaciones con el fin de recabar información de ti mismo cuando estás activo.

Es aconsejable disponer de un criterio definido de observación. Puedes valerte de esta breve propuesta general a modo de guía:

Alineación corporal.
- Observa si la cabeza se encuentra alineada con respecto al tronco. Uno de los hábitos más comunes al hacer música consiste en adelantar la cabeza, ya sea para ver mejor las manos, la partitura, o simplemente por costumbre. La cabeza también puede estar ladeada en exceso o retraída (echada hacia atrás).
- Fíjate en la posición de la espalda. Comprueba si tu espalda se encuentra naturalmente alineada, curvada de alguna manera, o inclinada hacia delante o hacia atrás. Si utilizas dos espejos posicionados estratégicamente podrás observar tu perfil sin necesidad de ladearte.

Posición del instrumento.
- Revisa cómo es la sujeción de tu instrumento. Observaba si tu postura se ve alterada por ello. Aprovecha también para examinar cómo es la posición de tus manos o tu embocadura, y cómo es su funcionamiento.

Distribución del tono muscular.
- Pregúntate cómo estás distribuyendo la energía mientras tocas. Comprueba si se produce exceso de tensión en alguna parte.

Respiración y pensamientos.
- Toma conciencia de vez en cuando de cómo estás respirando. La respiración te aportará una interesante información sobre tu estado interno. En ocasiones, apenas tomamos aire al hacer música, lo que indica agitación y tensión excesiva.
- En este apartado también puedes preguntarte por tus pensamientos. ¿Existe algún pensamiento que esté muy presente en mi conciencia y que suponga una interferencia en mi actividad musical?

Centra tu interés en lo que sucede en las primeras notas después de la pausa. Allí dispones de la información más valiosa. Es el momento en el que se inicia el exceso de tensión y descoordinación. Te recuerdo que la técnica Alexander propone un funcionamiento equilibrado del cuerpo, caracterizado por la buena distribución de la energía. Las pausas te ayudarán a comprobar si realmente es así en tu caso particular.

Dirigir mejor la acción

Una vez detenido el mecanismo postural incorrecto llega el momento de proponer un funcionamiento corporal más eficaz. Es el turno de la segunda herramienta de cambio que propone la técnica Alexander, que consiste en organizar la acción desde el pensamiento, en lugar de hacerlo desde el impulso, desde el hábito, o desde la tensión muscular excesiva.

Las directrices o instrucciones, que es el nombre que recibe esta segunda herramienta, son mensajes que mandamos desde nuestro pensamiento a diferentes zonas del cuerpo con el fin de propiciar un mejor funcionamiento. Mientras que el hábito negativo es automático y cerrado, las directrices que empleamos para mejorar el funcionamiento corporal son por el contrario conscientes, y forman parte del control libre que podemos ejercer sobre la acción. Con las directrices contribuimos en definitiva a que mente y cuerpo interactúen con mayor eficacia en la música, gracias a sustituir el empleo de la fuerza excesiva, por un uso razonado de nuestros mecanismos posturales.

Podemos hablar de dos tipos de directrices. Una directriz principal y otras de carácter específico (ver Fig. 4-2).

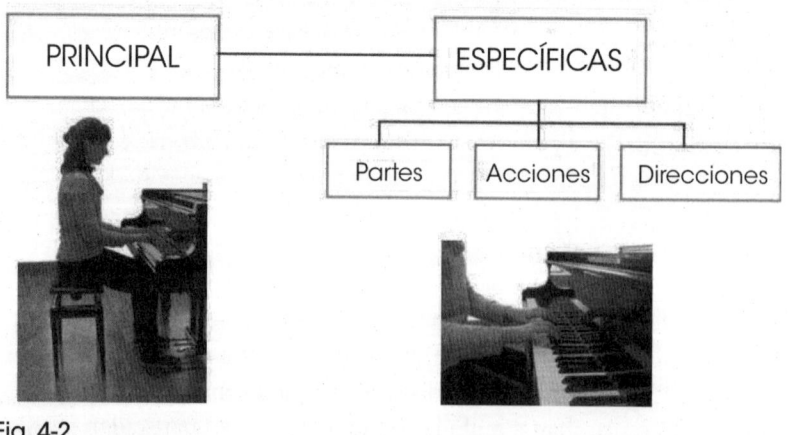

Fig. 4-2.

Dos herramientas para el cambio de hábitos   65

La directriz principal

La directriz principal es válida para cualquier persona y dirige una secuencia de acciones coordinada. Las diferentes partes del cuerpo trabajan mejor si lo hacen conectadas y organizadas en un conjunto operativo. A partir de la orientación de la cabeza hacia delante y arriba, se produce una respuesta natural de alargamiento y ensanchamiento en el torso. La directriz principal que propone la técnica Alexander consiste en:

▶ Soltar la nuca.
   Dirigir la cabeza hacia delante y arriba.
      Dejar que la espalda se alargue y ensanche.

En primera persona, la directriz principal sería:

▶ Dejo mi nuca libre, de forma que mi cabeza se orienta suavemente hacia delante y arriba, con lo que mi espalda se alarga y se ensancha (ver Fig. 4-3).

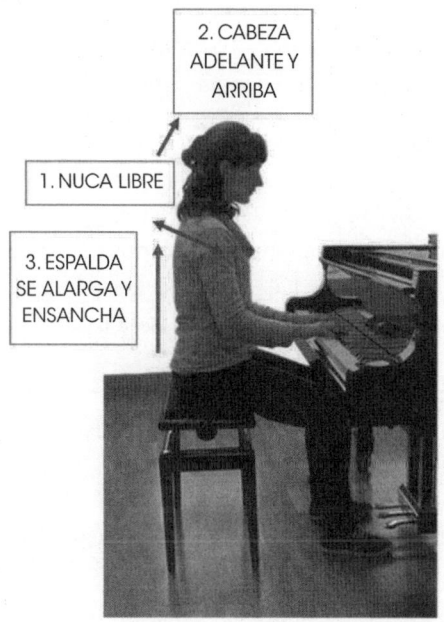

Fig. 4-3.

La relación equilibrada cabeza-cuello-espalda produce un efecto dominó de libertad sobre el resto del funcionamiento corporal. Se trata del mecanismo clave que contribuye a recobrar el equilibrio natural de cuando éramos niños. La soltura de la zona del cuello es por tanto el punto de partida de esta directriz principal.

La tarea no resulta en ocasiones sencilla, ya que la musculatura de la nuca tiende a contraerse inconscientemente durante la actividad musical. Músculos grandes y potentes como los esternocleidomastoideos o los trapecios fijan el cráneo al torso con rigidez mientras leemos a primera vista una partitura, nos enfrentamos a un pasaje difícil, o actuamos en público.

Por este motivo, en las clases de técnica Alexander el profesor se ocupa de crear una y otra vez las condiciones para que el cuello del alumno se encuentre libre, y así poder activar la instrucción principal. Con el uso de sus manos, el profesor guía la cabeza del alumno mientras este realiza una acción sencilla como levantarse de una silla. El equilibrio alcanzado en la relación cabeza-cuello-espalda conduce al alumno a coordinarse con mayor libertad y eficacia. Con la práctica, el proceso se interioriza de forma que el alumno es capaz de darse la directriz mentalmente y conseguir por sí mismo una utilización corporal mejorada.

Directrices específicas

Una vez sentadas las bases de la expansión general con la directriz general, damos un paso más y nos centramos en aspectos más concretos de la actividad musical. Las directrices específicas se pueden formular en función de las necesidades de cada individuo y de cada actividad.

Algunos ejemplos donde podemos hacer uso de las directrices específicas son: el labio inferior que aprieta en exceso la boquilla, el pulgar de la mano izquierda pinzando el mango de un instrumento de cuerda, la posición inadecuada de la mano en relación con el antebrazo de un pianista o la falta del soporte abdominal necesario en un cantante o instrumentista de viento.

Las directrices específicas pretenden introducir un mejor funcionamiento en una zona o aspecto concreto (ver Fig. 4-4). Una buena pregunta que contribuye a iniciar con mayor solidez el trabajo con este tipo de directrices es la siguiente:

¿Cuándo estará bien realizado el movimiento o la acción que quiero mejorar?

Posibles respuestas:
- Cuando el labio inferior esté libre en contacto con la caña.
- Cuando el pulgar esté suelto.
- Cuando la mano esté alineada con el antebrazo.
- Cuando el soporte abdominal tenga el tono muscular necesario.
- Cuando la muñeca permita a la mano desplazarse con libertad sobre el teclado, etc.

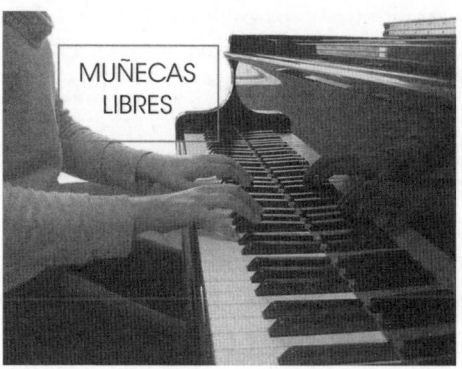

Fig. 4-4.

Tras clarificar el funcionamiento ideal para una zona específica, es el momento de formular verbalmente las instrucciones pertinentes. El lenguaje nos ayuda a operativizar mejor las instrucciones. Puedes trabajar con partes del cuerpo, con acciones que llevar a cabo o con direcciones en el espacio.

Aquí dispones de algunos ejemplos de formulación de directrices a partir de las orientaciones anteriores:

- Instrumentos de arco
    - El pulgar izquierdo está libre en los cambios de posición.
    - Mis dedos son elásticos al cambiar de arco.

- El hombro derecho permanece libre cuando quiero sacar más sonido.
- La cabeza descansa libre sobre el violín/viola.
- Mi antebrazo izquierdo se mueve con soltura cuando vibro.

❱ Viento madera
- Noto el contacto con la caña y libero mi labio inferior.
- Mis dedos se activan con libertad sobre las llaves.
- Soy consciente del soporte abdominal del aire.
- Mis muñecas están libres en los cambios de registro.
- Mis hombros están sueltos y abiertos cuando dirijo el aire.

❱ Viento metal
- Dejo vibrar mis labios con soltura.
- Dispongo de control sobre la acción de mi brazo izquierdo.
- Regulo con naturalidad la apertura de mi garganta.
- Reviso la altura a la que mantengo mi instrumento.
- Regulo la presión y la dirección del aire.

❱ Instrumentos de tecla
- Mis rodillas se orientan ligeramente hacia delante con el fin de liberar mi cadera.
- Mis muñecas facilitan el movimiento de los dedos sobre el teclado.
- Mis manos permanecen alineadas con el antebrazo.
- Siento el control sobre el peso de mis brazos.
- Mis codos se orientan facilitando los desplazamientos de mis manos por el teclado.

Las directrices específicas resultan sustancialmente útiles a la hora de modificar pequeños hábitos técnicos. Un ejemplo práctico de ello lo encontramos cuando un alumno ha cambiado de profesor y se ve obligado a realizar determinadas modificaciones en cuanto a la forma de pasar el arco, la embocadura o posiciones de las manos sobre el teclado, por ejemplo. La combinación de parar (inhibición) y dirigir conscientemente el nuevo uso corporal (directrices) facilita enormemente la incorporación eficaz de la nueva técnica.

Algunas consideraciones

Ten presente la naturalidad en relación con la práctica de las directrices, ya se trate de la directriz principal o de las específicas. Plantear el trabajo con las directrices en términos de sugerencias en lugar de imposiciones, te ayudará enormemente a suscitar dinamismo y soltura en tu actividad musical. Se trata de pensar la directriz y de dejar que surja, dejar que la mente encuentre los mecanismos naturales para interactuar mejor con el cuerpo.

Si al practicar con las directrices observas en el espejo que te encuentras frunciendo el ceño, quiere decir que algo va mal. Muy probablemente te lo estás tomando demasiado en serio, y buscas un resultado directo. Trabaja por el contrario de una manera dinámica y fluida, como un juego en el que propones mejoras y confías en que estas vayan surgiendo efecto poco a poco.

Con el fin de no incurrir en convertir la directriz en una acción directa y rígida, añade la siguiente idea después de pensar una directriz: *y me es igual si ocurre ahora o no*. Al planteado de esta manera te recuerdas a ti mismo una actitud más en sintonía con la propia naturaleza de las cosas.

Mis hombros se expanden... y me es igual si ocurre ahora o no.

Por último, en relación con el buen trabajo con las directrices específicas te aconsejo plantearlas siempre en afirmativo. Nuestra mente activa con mayor eficacia las instrucciones de esta manera.

En lugar de pensar: *No tenses el hombro izquierdo.*
Plantéalo preferiblemente así: *Mi hombro izquierdo permanece libre.*

Si quieres recordar mejor el contenido de este capítulo aquí dispones del siguiente esquema en el que aparece la utilización de las dos herramientas que hemos analizado: la inhibición (stop) y las directrices (ver Fig. 4-5).

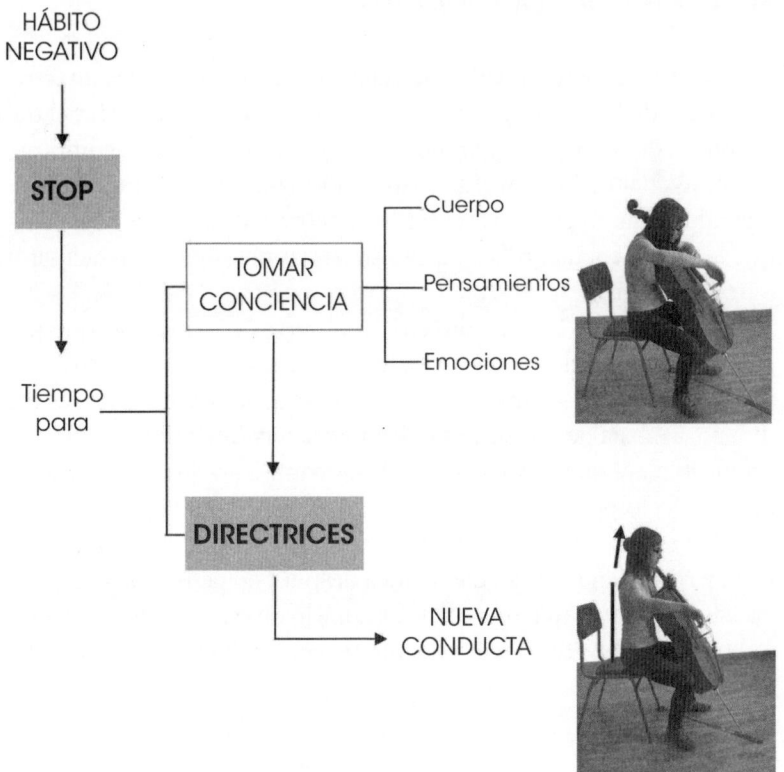

Fig. 4-5.

> ## Ideas clave
>
> - Identificar aquellos hábitos de utilización corporal que limitan el bienestar en la música es el primer paso para iniciar un cambio satisfactorio.
> - Los hábitos posturales pueden estar asociados a determinadas actitudes y emociones, por lo que conviene contemplarlos con mayor amplitud.
> - Mediante nuestro control consciente podemos detener la aparición de los mecanismos posturales incorrectos.

- Una vez detenido el hábito, nuestro pensamiento aporta al funcionamiento corporal una guía consciente y eficaz.
- La activación de la directriz principal (soltar la nuca y dirigir suavemente la cabeza hacia delante y arriba...) produce un efecto organizador en el conjunto del cuerpo.
- También es posible mejorar desde el pensamiento el funcionamiento de aspectos específicos del uso corporal.

Explora por ti mismo

- ¿Qué hábitos relacionados con tu instrumento consideras que son positivos? Puedes incluir actitudes, pensamientos, reacciones emocionales, postura, gestos.
- Realiza la misma pregunta pero en esta ocasión con aquellos hábitos que puedan ser perjudiciales. ¿De qué manera afectan a tu bienestar y a tu rendimiento este tipo de hábitos?
- La vida cotidiana te ofrece un gran número de ocasiones para experimentar con la inhibición de la técnica Alexander: al estar un rato con el ordenador, en el momento de asir un libro de la estantería, al levantarte de una silla... Una vez realices la pausa puedes formularte preguntas como las comentadas en el capítulo:
  - ¿Se encuentra mi cabeza alineada con mi tronco?
  - ¿Cómo se encuentran mis hombros mientras tanto?
  - ¿Qué tal estoy respirando?
- Coloca una de tus manos sobre la superficie de la mesa. Céntrate en sus sensaciones (el peso, la soltura, amplitud...) y observa con calma su forma, los nudillos, los dedos.

  A continuación, piensa que los dedos se alargan. Procede dedo a dedo empezando por el pulgar. Mientras tanto comprueba que no estás haciendo nada para conseguirlo, sólo pensándolo.

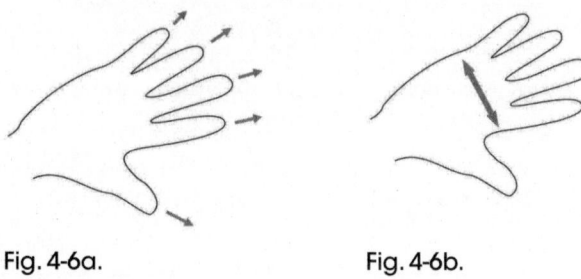

Fig. 4-6a.   Fig. 4-6b.

- Piensa ahora que la zona de los nudillos y la palma de la mano se expanden.
- A continuación, coloca la mano con la que has trabajado en la posición que adoptaría si estuvieras con tu instrumento musical. Mírala, siéntela y mándale mensajes para optimizar su posición y estado.
- Transfiere esta experiencia a otras zonas o partes de tu cuerpo en las que pretendas mejorar su funcionamiento.

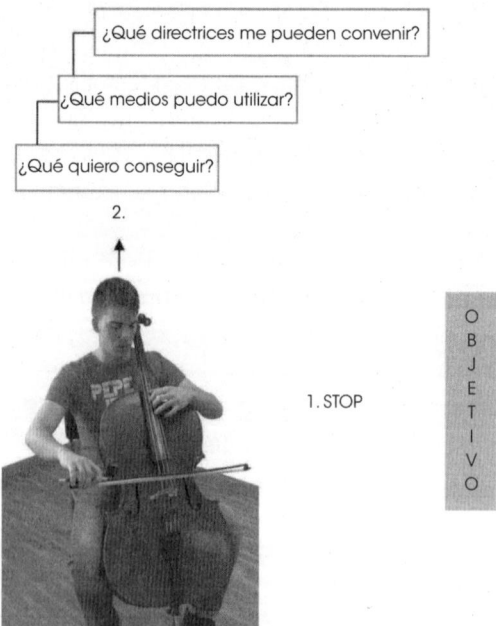

Fig. 4-7.

Dos herramientas para el cambio de hábitos

- Realizar una pausa en tu estudio y plantearte preguntas como las siguientes puede representar también una buena forma de aplicar la inhibición de Alexander (ver Fig. 4-7).
  - Haz un listado con aquellos aspectos corporales que puedan beneficiarte para alcanzar convenientemente tus objetivos en el estudio u obra que te encuentres trabajando.
  - Para ello necesitas analizar previamente las dificultades de la partitura y tener presente el uso corporal habitual con tu instrumento.
  - A partir del listado que hayas confeccionado, genera unas cuantas directrices que contribuyan a operativizar mejor tu uso corporal.

Con la práctica comprobarás que la calidad de tu estudio mejora considerablemente gracias a realizar un trabajo más consciente y creativo.

SEGUNDA PARTE

5

LA POSTURA SANA Y DINÁMICA

La segunda parte del libro está dedicada a la postura. En el presente capítulo plantearemos diversos e interesantes aspectos funcionales relacionados con nuestra forma de sortear la atracción terrestre. Atender a la propuesta que la propia naturaleza nos ofrece nos ayudará a alcanzar una postura sana y dinámica. En los capítulos siguientes profundizaremos en ello con el propósito de integrar la postura y la acción musical en diversos instrumentos.

El significado de la postura

La propuesta de la técnica Alexander en relación con la postura muestra una orientación práctica. La postura debe facilitar en todo momento la actividad musical, ya sea encaminada a la producción del sonido, al dominio técnico e interpretativo o al propio bienestar físico.

La postura es una manifestación de algo más amplio, es decir, de la utilización global que hacemos de nosotros mismos, puesto que se encuentra muy ligada a aspectos psicológicos y emocionales. Ya sea en la vida cotidiana o en la actividad musical, la postura pone en evidencia aspectos como nuestro carácter, nuestro nivel de determinación o nuestra actitud hacia las cosas. Transmitimos mucha información de nuestros procesos más internos y de nuestra historia personal a través de cómo nos colocamos y de cómo son nuestros movimientos.

Por otro lado, en el contexto comunicativo de un concierto, el intérprete es el emisor que, a través de su postura, sus gestos y sus movimientos, facilita o entorpece el interés y la comprensión de la música por parte del público. Una postura natural, unida a movimientos genuinos y facilitadores de la expresión, contribuye a suscitar la atención e interés del oyente en el discurso musical.

Condicionantes de la postura

Mejorar la postura representa una beneficiosa aportación para el músico. Sin embargo, cambiar la postura no es como cambiar de camiseta. Ten presente que tanto el cuerpo como la mente son enormemente fieles al hábito y se resisten al cambio, aunque este comporte mejoras sustanciales para en el bienestar y el rendimiento. Conocer las resistencias físicas y psicológicas que pueden darse en nuestro acercamiento hacia una postura más saludable contribuirá a aligerar nuestra tarea.

Algunos condicionantes para llegar a una postura sana y dinámica son:

- Acortamientos de cadenas musculares y de tejido conectivo (fascias).
  Músculos y fascias se acortan como consecuencia de una continuada postura caída y laxa. La persona llega a medir literalmente menos, y suele sentirse cómoda en posiciones cada vez más contraídas. Inicialmente, los acortamientos de este tipo se resisten a ceder ante una recuperación beneficiosa de la estatura.
- Factores de la personalidad o del carácter.
  La postura no es ajena a nuestra forma de ser. Dos de los grandes rasgos de la personalidad, introversión y extraversión, condicionan nuestra respuesta tanto a los estímulos externos, como a nuestros propios pensamientos y emociones.
- Asociar la postura erguida con un enorme esfuerzo.
  Muy a menudo se asocia estar erguido con un tremendo esfuerzo de la voluntad. Niños, jóvenes y adultos acumulan numerosos intentos fallidos en los que emplean muchos más músculos de los necesarios para alcanzar una «buena postura». El resulta-

do final no es otro que el abandono de cualquier intento de mejora, y la aceptación definitiva de la postura caída.
- Hábitos arraigados al comienzo del estudio musical.
La memoria muscular es muy sólida, y los inicios del aprendizaje con un instrumento musical quedan grabados con firmeza. Las conexiones establecidas en el cerebro entre la información de los ganglios basales y la corteza motora perduran durante largos períodos de tiempo. Identificar cuanto antes los malos hábitos posturales en los niños resulta por tanto esencial. En este sentido, conviene revisar aspectos como la adecuación del tamaño y del peso del instrumento a las características anatómicas del niño, así como instaurar en él una adecuada higiene postural desde los comienzos de su acercamiento a la música.
- Imitación.
Los hábitos posturales pueden estar condicionados por factores como los que acabamos de comentar. Además de ello, la imitación desempeña también un destacado papel en su aparición. Los niños de corta edad son imitadores natos de las figuras más próximas y representativas. Los jóvenes instrumentistas también imitan a menudo los gestos y las posturas de sus profesores e intérpretes favoritos.

Tomar conciencia de las posibles resistencias en el camino hacia una mejor postura contribuye a plantear de forma más inteligente dicha tarea. En lugar de forzar directamente una «buena postura», resulta aconsejable comenzar desde el respeto por la realidad específica de cada individuo (particularidades fisiológicas, psicológicas y grado de instauración de hábitos). A partir de aquí es posible avanzar paso a paso, seleccionando los medios más idóneos con el fin de aproximarnos satisfactoriamente a una mejor disposición corporal.

Aprovechar la fuerza de gravedad

El asunto clave en relación con la postura consiste en comprender cómo nos afecta la fuerza de gravedad cuando nos encontramos de pie o sentados. Esta genera una respuesta muscular en nuestro cuerpo que puede ser favorable o desfavorable. La respuesta favorable tiene que ver con la organización del llamado reflejo postural, consistente en la activación natural y equilibrada de la musculatura encargada de mantenernos erguidos. Se trata de una respuesta económica y beneficiosa y es común a todos cuando somos niños. La reacción corporal desfavorable ante la fuerza de gravedad se caracteriza por desajustes posicionales y tensiones musculares ineficaces (ver Fig. 5-1).

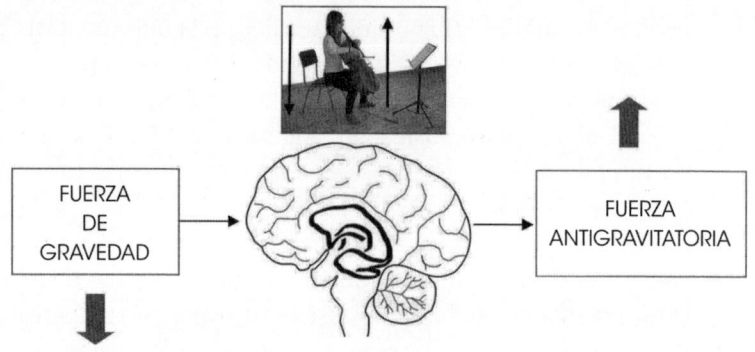

Fig. 5-1.

¿Cómo podemos propiciar que se active con naturalidad el reflejo postural que apreciamos en los niños pequeños y que irradia equilibrio y facilidad?

¿Es posible plantear la postura de forma que favorezca nuestra actividad musical en lugar de convertirse en una carga?

La técnica Alexander no pretende que imites al pie de la letra una determinada postura única y perfecta, sino que aprendas a utilizar mejor tu unidad cuerpo-mente. A través de optimizar tu control consciente puedes generar una reacción equilibrada del cuerpo ante la fuerza de gravedad, y facilitar de esta manera tu actividad musical.

A continuación dispones de algunas sugerencias con el fin de que experimentes con tu margen de acción en relación con la postura. Comenzamos revisando la postura al estar de pie, para posteriormente abordar la cuestión al estar sentados. Te aconsejo una vez más que trabajes delante de un espejo con el fin de supervisar visualmente cómo empleas tu cuerpo.

De pie

Comenzamos nuestra experiencia postural de abajo arriba. La función principal de los pies consiste en aportar una buena base sobre la que sustentar el equilibrio del cuerpo.

- Separa los pies aproximadamente según el ancho de tu cadera. Puedes valerte de las sensaciones de las plantas de los pies con el fin de asegurarte de que el peso del cuerpo recae por igual sobre ambos pies.
- Cierra por un momento los ojos y centra tu atención en notar tres puntos de apoyo en el pie: uno en el talón y dos en la parte delantera. Un trípode aporta una base más sólida. Comprueba que el peso de tu cuerpo recae sobre los tres puntos, en lugar de sólo en el talón o en la punta.
- Manteniendo las plantas de los pies sobre el suelo, balancéate hacia los lados ayudándote de la flexibilidad de las rodillas. Prueba también el movimiento de tu cuerpo en círculos, con el fin de experimentar la articulación de los tobillos.

Aunque el peso del cuerpo se reparte por igual sobre ambos pies, uno de ellos puede adelantarse levemente en ocasiones, brindando de esta manera la posibilidad de un movimiento natural que favorezca la expresión musical.

- Experimenta de nuevo el balanceo de tu cuerpo, pero esta vez con un pie ligeramente adelantado.
- Recuerda que el asunto principal en relación con la postura no es imitar una fotografía, sino cómo hacemos uso de nuestro cuerpo.

Las rodillas se encuentran libres en todo momento. Se trata de un amortiguador natural del que disponemos para aportar movilidad al cuerpo sin perder estabilidad. Las rodillas no permanecen ni estáticas hacia atrás (bloqueadas), ni tampoco flexionadas, lo que conllevaría una activación innecesaria de músculos como los cuádriceps.

- Prueba a llevar por completo tus rodillas hacia atrás. Bloquéalas por un momento en esa posición. Basándote en tus sensaciones musculares, deja de hacer lo que estás haciendo en ellas y comprobarás entonces que permanecen sueltas, y con un suave movimiento basculante. Es una sensación agradable de libertad.

Le toca el turno a la zona de la cadera. Descubre las posibilidades de movimiento que ofrece. Muy a menudo se encuentra estática y rígida, con lo que la libertad de acción de la unión de las piernas con el torso queda restringida.

- Explora las posibilidades de movimiento de tu cadera. De esta forma comprobarás que esta tiene vida y no necesita permanecer fijada hacia delante, como suele suceder muy a menudo.
- Guiado por tus sensaciones internas y por tu imagen en el espejo, piensa en soltar esa zona de forma que la propia fuerza de gravedad se encargue de alinearla suavemente con el resto de la columna vertebral. Te darás cuenta de que al soltar parte de la musculatura de la cadera, su efecto llega claramente a las rodillas.

Llegados a este punto vamos a experimentar con una idea clave para optimizar la postura. Consiste en el equilibrio entre dos direcciones opuestas. Comenzamos por la dirección hacia abajo.

- Toma conciencia de nuevo de que el peso de tu cuerpo recae sobre las plantas de los pies. Prueba a soltar un poco en tus rodillas y cadera, y déjate vencer por la fuerza de gravedad. Tu cuerpo tenderá entonces a caer en vertical. En ese momento dispones de la experiencia de la dirección de tu cuerpo hacia abajo. Al quitar un poco de tono muscular a tus piernas, la fuerza de gravedad te conducirá en esa dirección.
- Sigue experimentando de esta manera. Juega regulando la actividad muscular de tus piernas mientras compruebas el efecto que eso tiene al bajar y subir tu cuerpo. La dirección hacia abajo aparece cuando soltamos y permitimos que actúe la atracción terrestre.

La postura sana y dinámica

Una vez experimentada la dirección hacia abajo, le corresponde el turno a la dirección opuesta, la dirección hacia arriba.

- Partimos de nuevo de la sensación de contacto de las planta de los pies con el suelo. Una vez la hayas identificado, suelta todo tu cuerpo, suelta tu nuca y piensa que tu cabeza se orienta suavemente hacia delante y arriba, propiciando un alargamiento natural de tu espalda. No fuerces nada, simplemente suelta y dirige la acción.
- Con el fin de garantizar que no estás *haciendo de más*, mantén también tu atención en la soltura de las rodillas y de la articulación de la cadera.

Cuando la cabeza se orienta suavemente hacia arriba alargando la espalda, los elementos del cuerpo se equilibran en el eje vertical de alineación (ver Fig. 5-2). De esta manera, mientras mantenemos la soltura general del cuerpo propiciamos la aparición eficaz de la musculatura del reflejo postural. El resultado es una redistribución del tono muscular general, que se traduce en una postura sana y económica.

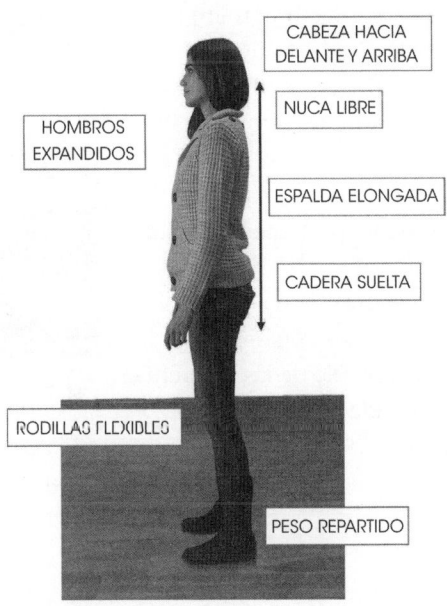

Fig. 5-2.

- Comprueba en el espejo que tu cabeza, cuello y espalda permanecen naturalmente alineados.
- Con el fin de seguir integrando elementos corporales en un todo funcional, piensa en la apertura de los hombros.

El equilibrio entre estas dos direcciones naturales y opuestas es esencial para una postura sana. La *dirección hacia abajo* viene dada como hemos dicho por la fuerza de gravedad, y la propiciamos a través de soltar la musculatura. La *dirección hacia arriba* la dirigimos desde el pensamiento, y es a su vez estimulada por la respuesta antigravitatoria, la fuerza de la vida.

En esta experiencia puedes ayudarte de una pared con el fin de aportar a tu espalda una referencia que facilite el trabajo (ver Fig. 5-3).

- Sitúate a unos centímetros de la pared (10 a 15 cm.) y apoya tu espalda sobre ella.
- Recoloca tu pelvis con el fin de que la parte inferior de tu espalda quede extendida en contacto con la pared en lugar de acortada.
- Aun así, en algunos casos el arco lumbar es bastante pronunciado, con lo que esa zona no queda del todo en contacto con la pared. No le des importancia, pero piensa en soltar esa zona.
- La parte posterior de la cabeza no siempre queda en contacto con la pared. Ello depende de las estructuras óseas de cada persona.
- Toma conciencia del contacto de tu espalda con la pared, y experimenta con las indicaciones anteriores referentes a las dos direcciones.

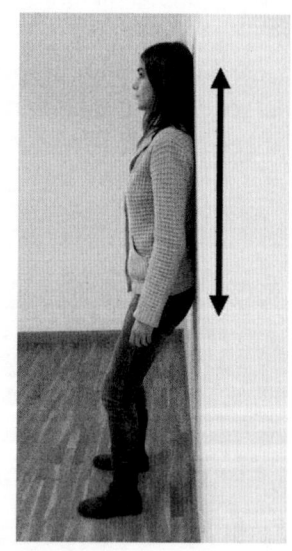

Fig. 5-3.

Sentado

Regular la altura de la silla en función de la altura también contribuye a una mejor postura. Lo ideal es que vista de perfil, tu cadera quede ligeramente por encima de las rodillas. Este ajuste se puede realizar en banquetas como las que utilizan los pianistas, pero no resulta tan fácil de llevar a cabo en la mayoría de las sillas.

Al estar sentados conviene que la mayor parte del peso del cuerpo recaiga sobre los isquiones. A partir de aquí podemos organizar mejor la postura. Para ello te recomiendo que te sientes por lo general sobre el borde delantero de la silla. Si te has fijado, los celistas se sientan en esa zona por la exigencia de su instrumento. De esta manera tu torso y tu cadera dispondrán de un margen mayor de libertad para el movimiento, y mejorarás tu disposición general para la acción.

- Durante un ensayo puedes alternar la posición anterior (permanecer sentado en el primer tercio del asiento) con apoyar tu espalda en el respaldo.
- En el transcurso de un ensayo se produce por lo general mucha alternancia entre tocar y dejar de tocar mientras trabaja otra sección o el director da alguna indicación. Cuando toques, siéntate en el borde de la silla. En los momentos en los que no lo haces, dirige tu pelvis atrás y déjate apoyar por el respaldo.
- Lo ideal es que a pesar de estar apoyado, tu torso y tu cabeza permanezcan en el eje vertical de alineación y tus hombros sueltos y abiertos. De esta manera, podrás descansar en una buena postura favorecedora de la respiración y la atención.

Las piernas cumplen una importante función de soporte natural del torso a la vez que aportan impulso y dinamismo en la expresión corporal de la música.

- Si acercas demasiado los pies a la silla mantendrás tus piernas con excesiva tensión. Si, por el contrario, los adelantas en exceso, tu espalda tenderá a curvarse hacia atrás, con lo que compensarás con tensión muscular innecesaria en la espalda esta tendencia. Un punto intermedio es por tanto lo aconsejable.

- En ocasiones puedes adelantar levemente uno de los pies. Lo que importa es que las piernas continúen realizando adecuadamente su labor de soporte natural y neutro. En general es preferible evitar las posiciones excesivamente estáticas, ya que el cuerpo pide una variación natural.
- Es muy común mantener las piernas con un nivel de tensión exagerado, cuando realmente no es necesario. Activa a menudo tu escáner interno (sensaciones musculares) con el fin de supervisar que no realizas ninguna tensión innecesaria en ellas.
- Con el fin de facilitar la libertad en la articulación de la cadera, piensa que tus rodillas se proyectan hacia delante (ver Fig. 5-4).

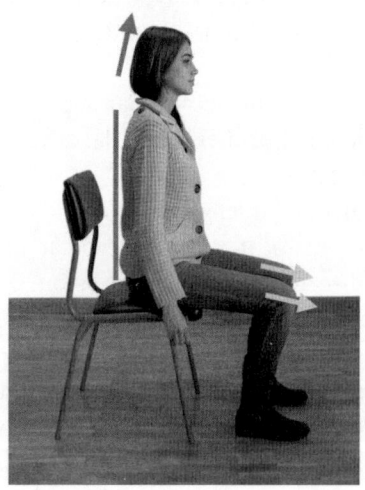

Fig. 5-4.

Volvemos a la zona de la pelvis. Recuerda que mantenernos equilibradamente sobre los isquiones facilita una postura erguida y natural. La zona de la pelvis queda alineada en relación con el conjunto de la espalda. Es decir, ni flexionada hacia fuera, ni arqueada en exceso hacia dentro (hiperlordosis lumbar).

A través de tus sensaciones internas junto con tu imagen en el espejo, prueba a exagerar los contrarios con el fin de experimentar las opciones posicionales de esa zona.

La postura sana y dinámica 87

1. Suelta en primer lugar la cadera, con lo cual tu espalda se desmoronará y la zona de la pelvis se flexionará en exceso. Quédate unos segundos en esa posición para experimentar la sensación de excesiva flacidez. Observa las imágenes 5-5a y 5-5b.

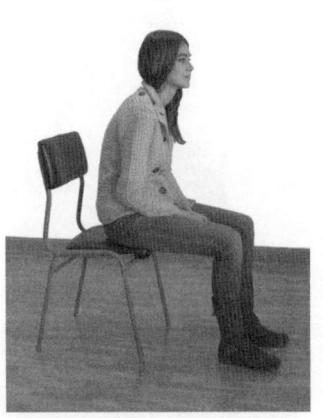 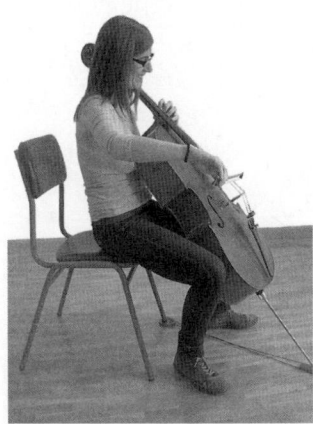

Fig. 5-5a y 5-5b.

2. A continuación, vuelve a la posición central y, desde allí, arquea exageradamente hacia dentro la zona de la pelvis. Nota lo forzado de la posición durante unos segundos. Prueba a tomar una

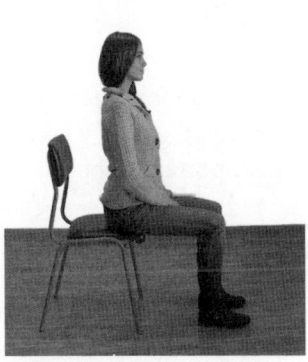 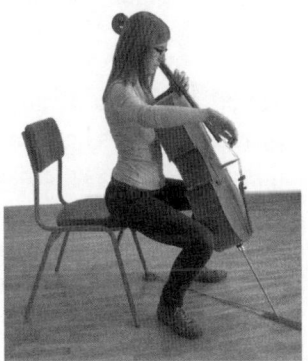

Fig. 5-6a y 5-6b.

gran cantidad de aire y comprobarás también lo complicado que resulta (Fig. 5-6a y 5-6b).
3. Deja de hacer lo que estás haciendo de más en esa zona y permite que la pelvis retome con naturalidad su posición centrada y equilibrada. Vuelve a tomar aire con el fin de experimentar la amplitud respiratoria que suscita la posición alineada de la espalda (Fig 5-7a y 5-7b).

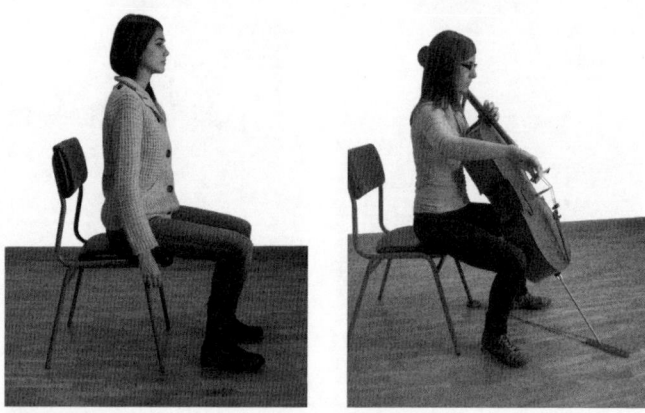

Fig. 5-7a y 5-7b.

Tras esta experiencia de exageración de contrarios vamos a integrar los elementos trabajados hasta ahora y a incorporar la directriz principal de Alexander. Sigue trabajando con el espejo para supervisar visualmente tu acción.

- Toma conciencia de la posición de los pies y del estado de las piernas. Los pies ligeramente separados entre sí y no muy alejados de la silla. Las piernas neutras, aportando soporte natural al tronco.
- Nota como el peso de tu torso recae sobre los isquiones, y comprueba que tu pelvis permanece centrada y alineada con el torso.
- Mientras mantienes la sensación de contacto con la silla, suelta tu nuca y piensa en orientar suavemente tu cabeza hacia delan-

te y arriba, como hemos visto anteriormente en la posición de pie.
- Deja que tu torso se alargue y tus hombros se ensanchen. A continuación, toma conciencia del conjunto de tu cuerpo (pies, piernas, isquiones, caderas, espalda, hombros nuca y cabeza).
- Sin mover los pies del suelo experimenta las posibilidades de movimiento de tu torso a partir de esta posición. Balancéate desde tu centro en diferentes direcciones y con distintos grados de amplitud.

A pesar de lo experimentado anteriormente, es cierto que cuando nos sentamos dependemos de las características ergonómicas de un elemento externo, en este caso de la silla. La mayor parte de las sillas de nuestro entorno no favorecen una buena postura. Al margen de la altura, la inclinación del asiento suele ir de abajo (parte trasera de la silla) arriba (parte delantera), con lo que la pelvis se curva hacia fuera dificultando enormemente una alineación natural del torso. Algunos auditorios disponen de sillas que presentan corregida esta característica y a las que se pueden realizar ajustes personalizados.

- Una forma casera de compensar esta inclinación consiste en colocar un par de libros de igual altura debajo de las patas traseras de la silla, de manera que el asiento se dirija de arriba (parte trasera del asiento) abajo.

Integrando elementos de la postura

Después de sortear mejor la fuerza de gravedad y haber trabajado la posición del cuerpo de pie y sentados, exponemos finalmente algunas ideas que complementen positivamente nuestra concepción de la postura (ver Fig. 5-8).

La postura debe reflejar una actitud general dinámica y dispuesta a la acción. Más que imitar una postura correcta, se trata de orientar el cuerpo en una buena dirección, de forma que el resultado aporte bienestar en la interpretación musical, así como ventajas mecánicas. El gran pedagogo del piano H. Neuhaus fue muy claro cuando se le instaba una y otra vez a definir cuál era la posición correcta de las manos sobre el teclado. Para Neuhaus, la mejor posición de la mano es aquella que permite ser modificada con la mayor rapidez y facilidad. Lejos de ofrecer una descripción minuciosa de una determinada posición de la mano o de los dedos, Neuhaus habla de la cualidad primordial de la posición, es decir, su adaptabilidad para conseguir la eficacia en la acción.

Resulta interesante transferir la esencia de la propuesta anterior en relación con la mano de un pianista a nuestra postura general en la actividad musical. Sea cual sea el instrumento, la postura debe facilitar en todo momento la activación óptima de los procesos corporales y psicológicos que entran en el juego de la música. Entre las acciones que favorece una buena postura se encuentra:

- La coordinación corporal.
- La sujeción del instrumento.
- La libertad de movimientos.
- La producción y control del sonido.
- El dominio de las dificultades técnicas.
- La expresión musical.
- La atención en la tarea.
- La motivación o disposición positiva para la acción.

Además de contar con una visión dinámica de la postura, también nos interesa revisar cómo planteamos su mejora. Conviene tener presente que cualquier intento excesivamente directo o forzado por erguirnos está condenado al fracaso. Cuanto más directamente pretendemos «ponernos rectos», más músculos innecesarios activamos, y mayor es el desequilibrio y agotamiento que ello ocasiona.

El mensaje principal que propone la técnica Alexander en relación con la postura tiene que ver con detener una aproximación tan directa hacia el objetivo. Ello implica detener el esfuerzo impulsivo y no razonado por erguirnos, y sustituirlo por una serie de pasos indirectos que nos acerquen de forma más acertada a nuestro propósito.

En esta tarea resulta esencial contar con el factor de la apreciación sensorial imprecisa.

- Recuerda lo que dijimos en el capítulo 3 al respecto de las sensaciones internas. Es posible que en los intentos bienintencio-

La postura sana y dinámica

nados de erguirnos no detectemos que activamos un mecanismo postural incorrecto y realizamos más esfuerzo del requerido. Las sensaciones nos pueden engañar.

- Por este motivo es aconsejable trabajar con un espejo y comprobar constantemente si lo que sentimos internamente (sentido cinestésico) se ajusta con la imagen del espejo.
- Un profesor cualificado de técnica Alexander supone una ayuda insustituible en la tarea de *fiabilizar* las sensaciones que conducen a una postura sana y económica.

ENFOQUE INDIRECTO
Erguirse de forma directa produce tensión generalizada. Respetar las diferencias individuales y cuidar los pasos intermedios que conducen a una buena postura resulta más ventajoso.

CUERPO-MENTE
A través de la continua interacción entre las sensaciones corporales y el trabajo consciente del pensamiento llegamos a una alineación natural.

2 DIRECCIONES
El equilibrio entre la dirección hacia abajo, que propicia la atracción terrestre, y la dirección hacia arriba, que activa nuestro cerebro, contribuye a una postura sana.

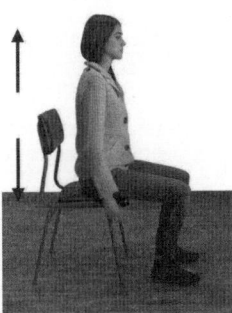

LA GRAVEDAD
La alineación natural del cuerpo en el eje vertical favorece la respuesta integrada de la musculatura postural ante la atracción terrestre.

INHIBICIÓN Y DIRECCIÓN
Mediante estas dos herramientas podemos detener mecanismos posturales erróneos y dirigir un mejor uso corporal.

SENSACIONES FIABLES
Necesitamos sensaciones musculares fiables para alcanzar una buena postura. Trabajar con un espejo contribuye a evaluar objetivamente nuestras sensaciones internas.

Fig. 5-8.

Practicar la posición semisupina un momento antes de explorar con la postura contribuye también a plantear el acercamiento a un mejor uso corporal de forma más indirecta.

- La posición horizontal en la que dejarse sostener por el suelo y soltar, junto con el trabajo personal con las directrices, facilita enormemente el camino hacia una alineación natural.
- Piensa que tu labor consiste en integrar y conectar equilibradamente los elementos que conforman tu unidad cuerpo-mente. Cada parte cumple su función dentro de un todo.

Por último, recordamos el planteamiento del trabajo postural desde la interrelación cuerpo-mente. Ampliar la visión de uno mismo, e incluir una actitud positiva y constructiva en el acercamiento hacia una buena postura, favorece considerablemente el proceso de cambio.

A partir del siguiente capítulo conoceremos con mayor detalle las particularidades posturales de diversos instrumentos. A través de las propuestas allí expuestas puedes seguir desarrollando tu capacidad de observación y análisis de la utilización de tu cuerpo al hacer música.

Ideas clave

- La postura es un reflejo de la personalidad, de la actitud ante la acción y de nuestros hábitos.
- Nuestra respuesta muscular a la fuerza de gravedad se optimiza mediante la integración natural del cuerpo en el eje central de alineación.
- La relación natural cabeza-cuello-torso suscita una buena respuesta del reflejo postural y el equilibrio entre la dirección hacia abajo (atracción terrestre) y la opuesta (fuerza antigravitatoria).
- La técnica Alexander plantea una aproximación indirecta en la mejora de la postura. Cualquier intento directo y forzado por erguirnos nos aleja de una postura sana y dinámica.

- Una buena postura se caracteriza por una distribución equilibrada de la tensión muscular, no por su ausencia.
- Mejorar la postura en el contexto musical implica conciencia, fiabilidad de las sensaciones internas, y una buena gestión personal.

6

LA POSTURA EN EL PIANO Y LA GUITARRA

Al margen de los principios posturales generales de alineación y apertura que acabamos de ver en el capítulo anterior, cada familia de instrumentos presenta sus propios matices en relación con el uso corporal. En el presente capítulo nos centraremos en las cuestiones posturales de dos instrumentos polifónicos, el piano y la guitarra.

El piano

Tocar con naturalidad, relajación y libertad constituye el deseo de la mayor parte de pianistas. El gran pedagogo H. Neuhaus consideraba imprescindibles estas tres cualidades con el fin de construir una sólida técnica con la que encarar mejor las exigencias del amplio repertorio pianístico. Sin embargo, la prioridad por alcanzar elevados niveles de rendimiento junto con otros factores, se traduce a menudo en el descuido de aspectos relacionados con la postura y la utilización corporal. No en vano existe hoy en día considerable evidencia de gran número de problemas de espalda y nuca, así como de lesiones en brazos y manos entre los pianistas.

El piano es un instrumento altamente intelectualizado y desde una perspectiva corporal, su ejecución parece limitarse a menudo a la acción exclusiva de las manos y los dedos. No obstante, la aproximación a la «zona de confort» en la que disfrutar de una experiencia saludable en la música, pasa por ampliar el foco de interés y ver más allá de los dedos y las manos sobre el teclado. El planteamiento cuerpo-mente que propone la técnica Alexander resulta de gran valor en un instrumento en el que la relación del uso corporal con el resultado sonoro no parece tan evidente como puede suceder, por ejemplo, con la familia de instrumentos de viento. Si pretendemos que los dedos actúen con libertad, agilidad y precisión, y a su vez lo hagan de una manera saludable, merece la pena incluir en la relación con el piano un apartado encargado del cuidado del cuerpo (ver Fig. 6-1).

A continuación, dispones de algunas líneas generales encaminadas a encontrar mayor bienestar en tu día a día pianístico.

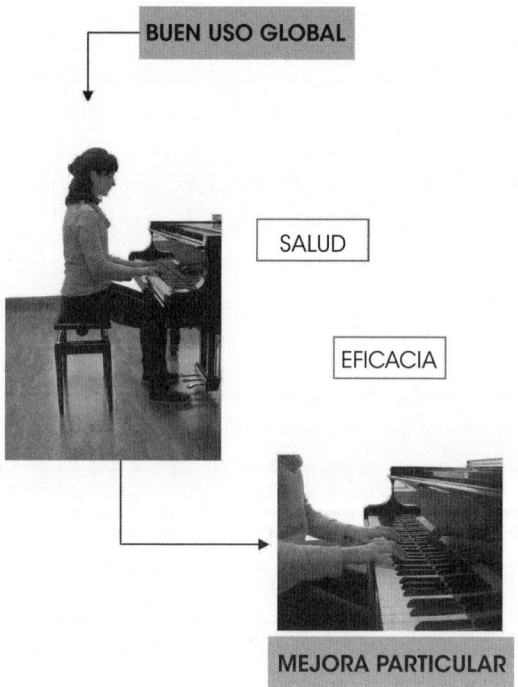

Fig. 6-1.

La postura en el piano y la guitarra 97

Darle importancia a la postura

Si mejoras la utilización corporal al piano mejorará con ella tu capacidad técnica e interpretativa, puesto que irás desprendiéndote de tensiones musculares innecesarias que limitan tus movimientos y expresión (ver Fig 6-2).

- La buena postura promueve el libre flujo de la energía del sonido y, además, suscita una mejor actitud psicológica.
- Cuerpo y mente están fusionados. Si tocas erguido y con una disposición corporal dinámica, se incrementa tu concentración y aumenta la seguridad en ti mismo.
- Podrás aliviar las molestias en tu espalda y sentar las bases del cuidado de tus brazos y manos previniéndolos de lesiones.
- Piensa también que con el cuerpo transmites muchos mensajes al público. Una postura alineada y natural suscita un mayor interés en la interpretación.

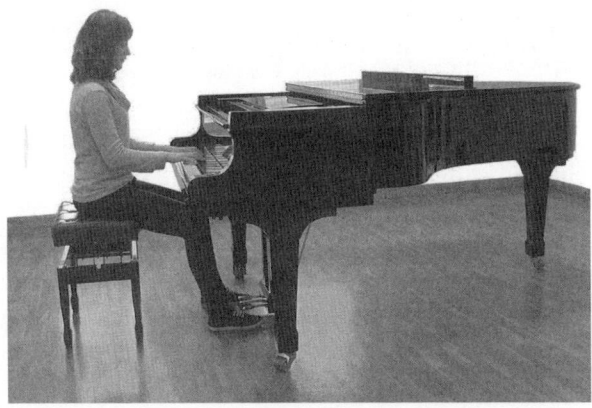

Fig. 6-2. Una efectiva forma de suscitar la motivación en el alumno por una buena utilización corporal consiste en contemplar los considerables beneficios que esta aporta al confort y la interpretación.

Un planteamiento global

Mejorar la postura al piano requiere una visión amplia y global. Es decir, considerar todos aquellos aspectos que contribuyan a mejorar el funcionamiento del intérprete.

- Como hemos dicho al principio del capítulo, las manos no son la única parte del cuerpo implicada en la ejecución. La disposición mental conectada con la globalidad del uso corporal condicionan su trabajo sobre el teclado.
- Interésate por saber qué hace tu cuerpo cuando tocas, y cómo ello influye en aspectos como el sonido o la libertad de tus movimientos. Incrementar tu conciencia corporal te ayudará en dicha tarea.
- Integra los elementos que participan en tu actividad pianística (pies, piernas, torso, cabeza, hombros y brazos) de forma que tu cuerpo actúe como un todo armónico.
- Crea en tu mente la imagen sonora del resultado que pretendes conseguir: la calidad del sonido, las dinámicas, el tempo, el carácter... En la medida en la que dispones de una clara representación mental de lo que vas a interpretar, contribuyes a que tu cuerpo se mueva con mayor libertad y eficacia.
- Aspectos en apariencia triviales, como mantener constantemente la vista en las manos y en el teclado, condicionan enormemente la postura. Cuando esto ocurre, la cabeza tiende a acercarse en exceso a las manos, arrastrando con ella el cuello y la espalda. Revisa, por tanto, este aspecto y comprueba que es posible mantener un equilibrio natural entre el contacto visual con las teclas y la posición centrada de la cabeza.

La banqueta

La altura de la banqueta y la distancia con respecto al teclado deben favorecer en todo momento la libertad de la espalda, los hombros, los brazos y las manos. Realiza los ajustes necesarios en la banqueta a partir de tu realidad anatómica: tu altura, la longitud de tus brazos, etc.

- Es preferible sentarse en los dos tercios delanteros de la banqueta. De esta manera se identifica mejor el apoyo de los isquiones sobre el asiento, y se facilita que la pelvis quede centrada, en lugar de curvada hacia fuera. La adecuada colocación de la parte inferior de la espalda resulta determinante para conseguir una postura sana y económica en el conjunto de la espalda.
- Una silla excesivamente baja, como la que utilizaba el pianista Glen Gould, suele conllevar la elevación de los hombros, lo que no contribuye a que brazos y manos funcionen con libertad (ver Fig. 6-3).
- Como orientación general, comprueba que tu cadera quede ligeramente por encima de tus rodillas, y que tus antebrazos se encuentren en paralelo al suelo.
- La banqueta debería estar a una distancia del teclado que permita desplazamientos libres por el mismo. El ángulo que forma el brazo con respecto al antebrazo te dará pistas sobre la distancia adecuada. Observa también el fácil acceso de los pies a los pedales.

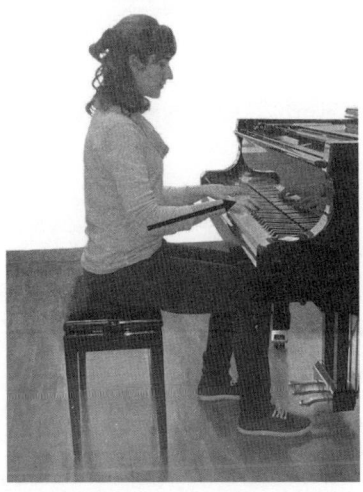

Fig. 6-3. Los gustos con respecto a la altura de la banqueta son muy diversos entre los pianistas. Sin embargo es conveniente analizar las ventajas mecánicas que aportan unas u otras opciones.

Las piernas

Las piernas cumplen una importante función de soporte del torso y de la acción de los brazos, en especial en pasajes donde es necesario obtener una gran cantidad de sonido del instrumento.

- Comprueba cuando toques que tus piernas se encuentren libres y ejerciendo su función equilibradora del tono muscular de la postura.
- Observa cómo participan tus piernas en la acción de tus brazos aportando energía. Hombros y brazos tienden a realizar mucho más trabajo del necesario si no cuentan con el adecuado soporte de las piernas y del tronco.
- Con el fin de liberar la articulación de la cadera e integrar mejor tus piernas con el torso, piensa que tus rodillas se proyectan suavemente hacia delante, hacia el piano (ver Fig. 6-4).

La espalda

Presta especial atención a la alineación cabeza-cuello-espalda que hemos comentado en el capítulo general de la postura. Desde el contacto de los isquiones con la banqueta, y contando con la conciencia de las piernas, piensa en la suave orientación de la cabeza hacia delante y arriba con el propósito de producir un alargamiento natural del torso (ver Fig. 6-4).

- Recuerda que nunca debes forzar este alargamiento. Plantéalo de una forma indirecta y natural.
- Conecta la alineación de tu espalda con la idea de apertura en tus hombros. Tanto la alineación como la apertura estimulan una óptima disposición corporal.
- La libertad de la articulación de la cadera contribuye a una ejecución más libre y saludable. Se trata del punto de unión entre las piernas y el torso (ver Fig 6-5). Muchos pianistas mantienen inmóvil esa zona y tienden a doblar el tronco hacia el teclado por la cintura, deprimiendo la parte superior de la espalda. Si aprendes a utilizar convenientemente esta articulación, tu tron-

La postura en el piano y la guitarra

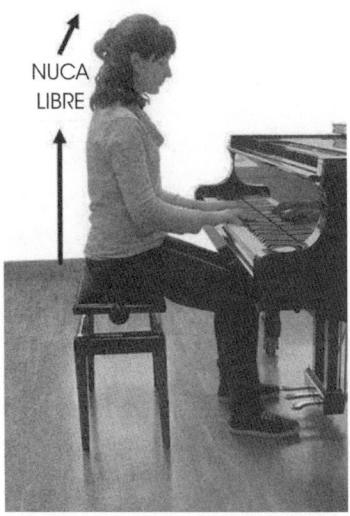

Fig. 6-4. A partir de un soporte estable (pies y piernas), suelta la nuca y dirige con naturalidad la cabeza hacia delante y arriba, propiciando la alineación y la apertura en tu torso.

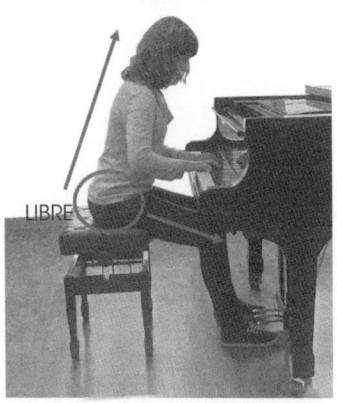

Fig. 6-5. En la imagen puedes observar una ventajosa forma de utilizar la articulación de la cadera. El torso permanece alineado con la cabeza, mientras que las piernas realizan adecuadamente su función. El resultado es una acción equilibrada y beneficiosa tanto para el bienestar corporal como para la interpretación.

co podrá acercarse al teclado y volver al eje de alineación formando una unidad operativa.

Los hombros

Los hombros deberían quedar abiertos, bajos y libres, facilitando en todo momento la movilidad de los brazos. A partir de una buena disposición del torso y de los hombros es posible jugar mejor con el peso de los brazos y su relación con el sonido.

- Tomando como punto de inicio una postura alineada y expandida, sé consciente de la soltura de tus hombros y conecta la sensación de control del peso del brazo con la calidad del sonido que produces. Identifica la conexión entre tus propias sensaciones musculares y el sonido.
- Con el fin de detectar una respuesta de tensión o de subida en los hombros, vigila su reacción cuando tus dedos contacten con la tecla.
- Hay pianistas muy sensibles a la diferencia de calado entre diferentes marcas o tipos de piano. Cuanta mayor flexibilidad mental y buen uso corporal exista, mayor suele ser la facilidad de adaptación del pianista a diversos tipos de instrumento.

El estudio

Puesto que los pianistas pertenecen al grupo de instrumentistas que más cantidad de horas diarias dedican al estudio, cualquier mejora en la utilización de la unidad cuerpo-mente revierte positivamente en la calidad de la experiencia.

- Intercalar la práctica de la posición semisupina en las sesiones de estudio contribuye a soltar la musculatura y a crear un paréntesis en la manera habitual de funcionar. Comprobarás que después del descanso constructivo en esa posición, enfocas tu estudio de otra manera.
- Comprueba de vez en cuando cómo estás respirando mientras tocas. La respiración es muy sensible a la actitud psicológica y

La postura en el piano y la guitarra 103

corporal. Cuida por tanto tu postura y tu disposición general durante el estudio. Mientras permaneces con naturalidad en el eje de alineación la caja torácica debe permanecer libre en todo momento. En pasajes difíciles, revisa que tu respiración siga siendo fluida.

Si desarrollas la conciencia de las sensaciones internas serás capaz de identificar mejor posibles interferencias corporales.

- En la fase de lectura de una obra comprueba que no adelantas tu cabeza hacia la partitura. Es un gesto muy común que genera un desgaste considerable en todas las estructuras anatómicas del cuello y la espalda.
- Al tocar pasajes rápidos, ten presente la posible tensión excesiva en dedos y manos. Con el fin de garantizar la libertad en tus manos a la velocidad definitiva, sienta las bases de buenos movimientos a velocidades más tranquilas. Consolida tu buen uso corporal, y no tengas prisa por dar velocidad al pasaje. Infravalorar la fase de consolidación de movimientos libres y precisos suele acarrear problemas posteriormente. Algunas de las consecuencias de ello son inseguridad, exceso de tensión, e irregularidad en el rendimiento cuando se interpreta en público.
- Revisar habitualmente aspectos como la libertad de las muñecas, así como su posición, resulta también beneficioso. Hundir o elevar en exceso las muñecas continuadamente puede producir lesiones como el conocido síndrome del túnel carpiano, lo que supone un verdadero inconveniente.

Analizar la idoneidad del material de estudio, así como la forma de llevarlo a cabo.

- Existe una gran cantidad de material encaminado a mejorar la técnica pianística, pero muy a menudo se pone el acento en lo cuantitativo, y no tanto en lo cualitativo. Una actitud excesivamente «cuantitativa» suele conllevar la repetición de malos hábitos de utilización corporal. En este planteamiento predomina la mecánica muscular por encima del análisis de las verdaderas necesidades técnicas.

- Busca la manera de seguir incrementando tu técnica de una forma inteligente, gracias a elegir el material y repertorio que más te conviene. En esta tarea conviene cuidar también la utilización corporal y no pretender dedicar una gran cantidad de tiempo seguido a trabajar el mismo aspecto técnico. Deja descansar los grupos de músculos implicados en alguna dificultad determinada.

¿Cuánto tiempo diario dedicas al estudio? La cantidad ideal depende de diversas variables como tu resistencia mental, fisiología, el uso que haces de tu cuerpo o cómo gestionas las dificultades de la partitura.

- Si experimentas a menudo la sensación de que necesitas pasar muchas horas al teclado para sentirte seguro, conviene que te cuestiones cómo es tu relación con el piano. Pregúntate en ese caso cómo son tus movimientos, tu técnica, tu coordinación y tu actitud general respecto a lo que consideras que es necesario para interpretar con seguridad.
- A través de la experiencia con muchos pianistas he comprobado que aquellos cuya actitud mental y corporal es más libre, presentan menos dependencia de las horas de estudio. Estos pianistas se adaptan además con mayor facilidad a contratiempos habituales como tocar en pianos diferentes, a salas de concierto con diversas acústicas o a periodos en los que no es posible estudiar tanto.
- Realiza pausas en tu estudio que te permitan descansar física y mentalmente. Aunque este aspecto es muy personal, realizar sesiones de 50-70 minutos, seguidas de breves momentos de pausa, contribuye a ordenar tu trabajo. De esta forma puedes ir evaluando mejor cómo es la calidad del trabajo y realizar los ajustes pertinentes. Como hemos comentado al comienzo de este apartado dedicado al estudio, la práctica de la posición semisupina aporta un inmejorable descanso físico y mental.

Cuando se presenten compromisos cercanos como audiciones o conciertos, o cuando te veas presionado por plazos urgentes en los que debes preparar nuevas obras, sé especialmente cuidadoso con la calidad de tu estudio.

- Trabajar bajo presión suele conllevar un peor uso de la unidad cuerpo-mente. La búsqueda presurosa del objetivo resulta tan intensa que se descuidan los mecanismos de control postural y muscular.
- Pretender continuadamente resultados inmediatos y perfectos activa procesos neuromusculares poco satisfactorios. De esta manera no se propicia que mente y cuerpo funcionen eficazmente. Crea por el contrario el hábito de abordar las dificultades con mayor serenidad y sentido común. La técnica Alexander hace especialmente hincapié en encontrar un equilibrio entre los objetivos y los medios que empleamos para su consecución.

La guitarra

A continuación vamos a plantear dos interesantes aspectos que relacionan la postura y el uso corporal con la guitarra. El primero de ellos tiene que ver con la forma con la que el guitarrista incorpora el instrumento a sí mismo, e incluye asuntos como la disposición global del cuerpo. El segundo aspecto lo representa la necesidad de una acción libre y eficaz en las manos.

La integración de la guitarra y la postura

En la tarea de adecuación de la guitarra al intérprete comenzamos por las ayudas externas que suscitan mejores condiciones de utilización corporal. Entre ellas se encuentra el uso del banquito o pie tradicional que permite la elevación de la pierna izquierda y el soporte, de aparición más reciente, sobre el que se apoya la guitarra. En ambos casos el grado de elevación puede ser regulable en función de los gustos y de las características fisiológicas del guitarrista.

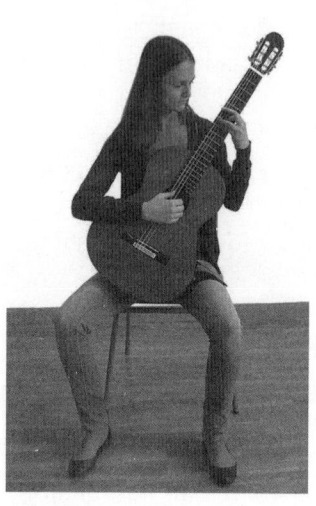

Fig. 6-6.

Aunque se trata de una cuestión muy personal, desde el punto de vista ergonómico, la utilización de un soporte encargado de elevar la guitarra resulta aconsejable. De esta manera, piernas y cadera quedan a la misma altura facilitando el equilibrio y la alineación natural de la columna vertebral (ver Fig. 6-6). La musculatura de la espalda agradece enormemente esta ayuda, que en algunos casos supone un considerable alivio para gran número de guitarristas con problemas de espalda.

En el caso de utilizar el banquito tradicional es fundamental hacer un muy buen uso global del cuerpo, ya que la elevación de la pierna izquierda desequilibra enormemente la base sobre la que se sustenta la espalda. La parte inferior de la espalda queda comprimida y asimétrica, lo que conlleva un gran número de compensaciones musculares en el conjunto del torso. Con el propósito de propiciar una mejor disposición corporal, resulta prioritario soltar esa zona (parte inferior de la espalda, incluida la articulación de la cadera), y alinear la espalda siguiendo la dirección natural de la cabeza hacia delante y arriba (ver Fig. 6-7).

Igual que sucede con el piano, también es conveniente ajustar la altura de la banqueta con el fin de favorecer una mejor posición de las piernas en relación con el torso. Como vimos en el capítulo anterior sobre la postura, vista de perfil, la cadera debería quedar ligeramente por encima de la altura de las rodillas (en el caso de utilizar banquito, por encima de la rodilla derecha).

- Una vez clarificadas estas contribuciones externas, nuestra atención se puede centrar en experimentar con las siguientes cuestiones.
- Los pies condicionan la posición de las piernas. Comprueba que no los alejas demasiado de la silla, pero tampoco los escondas debajo de ella.

La postura en el piano y la guitarra   107

- Las piernas cumplen la función de soporte natural de la espalda y del instrumento. Observa que se encuentran libres de tensiones innecesarias.
- Según la técnica Alexander, la nuca es uno de los puntos clave en la organización equilibrada del cuerpo. Si mantienes libre tu nuca y bien orientada la cabeza, facilitas un mejor distribución del tono muscular en el resto del cuerpo. La soltura de la nuca se transmite por la espalda, los hombros y los brazos como el efecto dinámico de la caída de las fichas de dominó.

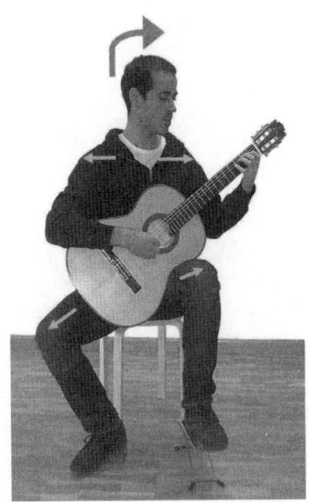

Fig. 6-7.

- La cabeza, aunque ladeada para mantener un contacto visual con la mano izquierda, se orienta levemente hacia delante y arriba, produciendo de esta forma un alargamiento natural de la columna vertebral.
- Observa que la espalda se encuentre alineada en un contexto de soltura general. Si tocas con banquito, la compensación natural que realiza el cuerpo por la elevación de la pierna izquierda lleva a desplazar ligeramente el torso hacia delante a partir de la articulación de la cadera (no desde la cintura). Si tocas con soporte, tu torso puede quedar más centrado al permitir descansar tu espalda sobre los dos isquiones por igual.
- Los hombros quedan libres y expandidos con el fin de aportar una disposición de apertura y contribuir así a una mayor proyección del sonido.

El momento en el que se acerca la guitarra al cuerpo es determinante. Es ahí donde suele emerger la disposición corporal particular de cada guitarrista. En el momento previo a tocar, se activa una especie de coraza posicional que, aunque no se aprecia a simple vista, incluye a menudo la tensión excesiva en zonas como la nuca, la espalda, los hombros e incluso los brazos. Este sobreesfuerzo muscular puede tener que ver con la necesidad de seguridad frente a las exigencias técnicas y musicales del instrumento, pero el resultado se traduce en agotamiento y molestias.

Sobre este decisivo momento posees un interesante margen de cambio y mejora en el que sustituir un control rígido de tu acción por otro más dinámico y fluido. Para tal tarea resulta aconsejable aplicar las herramientas que hemos visto en los capítulos precedentes. Como en otras ocasiones, vamos a valernos de la ayuda de un espejo con el fin de contrastar nuestras sensaciones internas con nuestra figura en él.

- Parte de un estado de apertura y soltura corporal antes de colocarte la guitarra. Suelta tus músculos y date unos segundos para tomar conciencia de ti mismo, incluida tu respiración.
- Mientras notas el contacto de tus isquiones con la silla, permite que se expandan tus hombros y que tu cabeza se oriente suavemente hacia delante y arriba.
- Cuando vayas a acercar la guitarra a tu cuerpo, detente. Utiliza la inhibición de la técnica Alexander con el fin de regular mejor esta acción. Piensa de nuevo en soltar tus músculos, mientras sientes el conjunto de tu cuerpo.
- Después de la pausa, acerca con naturalidad la guitarra a tu cuerpo mientras notas la agradable sensación de apertura en los hombros. Integra el instrumento a tu estado de apertura, sin que ello despierte hábitos de acortamiento o tensión.
- Toma conciencia de tu respiración y de tu actitud y neutraliza cualquier intento de hacer algo bien. Simplemente permanece atento a tus reacciones.
- Realiza entonces un punteo a un *tempo* tranquilo en cuerdas al aire a la vez que continúas comprobando tu apertura y alineación natural.
- A continuación, introduce el uso de tu mano izquierda de forma que puedas seguir supervisando una buena utilización corporal global.

Este trabajo de «limpieza» contribuye a integrar con mayor naturalidad la guitarra contigo mismo. Si trabajas consciente y gradualmente serás capaz de sustituir las tensiones excesivas por un uso corporal mejorado.

Además de lo comentado anteriormente, observa que tu torso permanece centrado en lugar de girado hacia la izquierda, como es muy común que suceda. La musculatura de la espalda se resiente después de un gran número de horas forzando su uso. Si te fijas con atención, puedes apreciar esta circunstancia en la imagen 6-7.

La posición de la cabeza también merece un par más de consideraciones. Tal como sucede en el violoncelo, en las posiciones agudas la cabeza tiende a seguir con excesiva tensión la posición de la mano. Sin embargo, el desplazamiento exagerado y continuo de la cabeza supone un esfuerzo considerable para la musculatura del cuello y de la espalda. Piensa que la cabeza pesa en torno a los 5 kilos de peso.

- Cuanto más hacia abajo orientes la guitarra más tendencia existirá de adelantar la cabeza con el fin de ver el mástil.
- Si utilizas un soporte, experimenta con él de forma que el clavijero quede un poco más elevado. Busca un equilibrio al respecto para no verte obligado a mantener el brazo izquierdo demasiado alto.
- Tampoco fuerces la rectitud de la posición de la cabeza a toda costa.

La libertad y eficacia en ambas manos

La mano izquierda se encarga esencialmente de generar las diferentes alturas de los sonidos y de aspectos como el vibrato. En ambos casos interesa un brazo libre, ya sea para los desplazamientos por el mástil o para generar el movimiento del vibrato.

Un aspecto a tener en cuenta al respecto tiene que ver con la eficacia muscular al pisar la cuerda. Cuando esta acción no queda del todo clara, se suelen producir fallos en el sonido por una deficiente acción de los dedos de la mano izquierda. La consecuencia se traduce en un incremento de tensión muscular en el conjunto del brazo con el fin de subsanar esa carencia.

Vamos a experimentar con las siguientes propuestas con el objetivo de encontrar un mayor equilibrio para dicha tarea.

- A partir de una disposición corporal abierta y alineada, pisa con el segundo dedo en cualquiera de las cuerdas.
- Desarrolla tu sensibilidad muscular y comprueba que el dedo pisa bien la cuerda mientras mantienes libre el antebrazo, el brazo y el hombro.
- Siente la yema del dedo que pisa y comprueba que el pulgar no presiona contra el mástil. La experiencia de dar directrices a tu mano izquierda, que encontrarás en el apartado «Explora por ti mismo» del capítulo 4, contribuirá a que encuentres un control más eficaz y fluido sobre tu mano.
- A partir de tus sensaciones internas piensa de qué manera puede ayudarte contar con el peso de tu brazo izquierdo en la tarea de pisar la cuerda.
- Cuando la experiencia sea clara, es decir, cuando consigas conciliar pisar bien la cuerda con mantener tu brazo libre, añade entonces la acción de tu mano derecha. Toca y céntrate en escuchar la calidad del sonido que produces.
- Da entonces un paso más y pisa simultáneamente con otro dedo de tu mano izquierda en una cuerda vecina. Toca ambas notas, y experimenta de nuevo hasta alcanzar con claridad el equilibrio entre pisar, mantener el brazo libre y escuchar un buen sonido.
- Amplia esta experiencia con acordes y mantén siempre una actitud receptiva con tus sensaciones. Recuerda de vez en cuando la importancia de ampliar tu foco de atención con el propósito de comprobar la apertura de los hombros y tu alineación natural.

La mejor posición y el mejor estado muscular de la mano es aquel que permite cambiar con rapidez y facilidad la posición. Esta consigna del pedagogo del piano H. Neuhaus contribuye a inspirar libertad en tus dedos, manos y brazos. Evidentemente no es una tarea fácil en obras en las que se agolpan los acordes a elevada velocidad, pero un trabajo personal bien gestionado y con buenas herramientas ampliará el rango de dificultades técnicas en las que llevas a cabo un buen uso de tu cuerpo (ver Fig. 6-8).

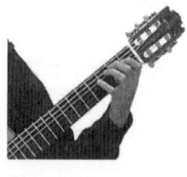

Fig. 6-8.

La postura en el piano y la guitarra

En relación con la mano derecha, más que instarte a adoptar una posición determinada, puede resultar preferible comprender las condiciones en las que su funcionamiento es más económico y eficaz (ver Fig. 6-9). La mano derecha es la mano de la sensibilidad, de los colores del sonido, de los matices.

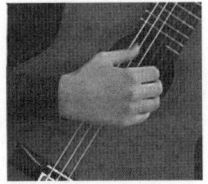

Fig. 6-9.

- Comprueba que tu mano derecha se encuentra emplazada sobre las cuerdas de forma que le permita un acceso fácil a las mismas. Atiende a tus propias características fisiológicas.
- La libertad de la muñeca es fundamental para desarrollar un control fluido sobre los dedos en lugar de rígido. La acción de muñeca y dedos en tensión excesiva lleva a la sobrecarga muscular tanto en la muñeca como en el antebrazo.
- Recuerda que todo en el cuerpo queda conectado. Partiendo de la libertad de la nuca, comprueba que tu hombro, brazo y antebrazo permanecen libres durante la acción de la mano derecha.

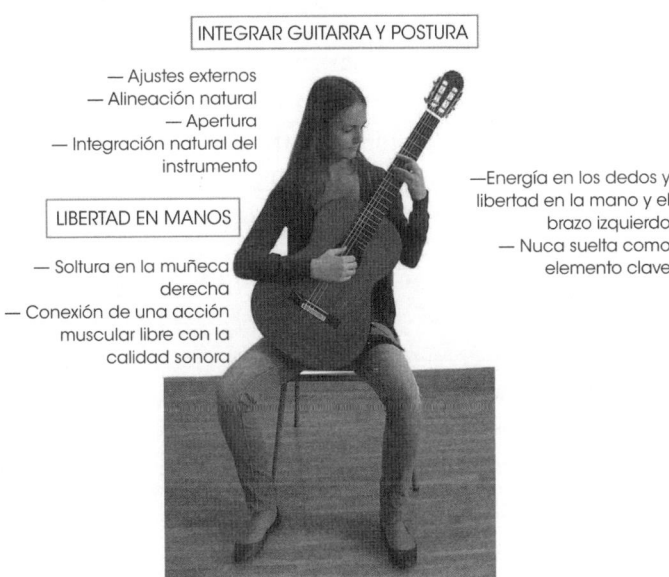

Fig. 6-10.

> Conecta la calidad de tu sonido con el uso que realizas de tu cuerpo. Desarrolla tu sensibilidad para encontrar la maravillosa conexión entre la libertad de la acción muscular bien coordinada en tus dedos, y la calidad del sonido.

Puedes inspirarte observando vídeos de grandes guitarristas que aúnan una gran calidad interpretativa y técnica con un buen uso corporal. David Russell es un indiscutible ejemplo de ello. A continuación dispones de un cuadro resumen de lo comentado sobre el uso corporal en la guitarra (ver Fig. 6-10).

Ideas clave

- Anteponer los resultados musicales a la calidad integral del proceso de obtención de esos resultados suele limitar con el tiempo el bienestar del intérprete.
- Liberar la nuca y orientar suavemente la cabeza hacia delante y arriba es el paso clave para propiciar una buena utilización general del cuerpo.
- El torso interactúa de forma más saludable y dinámica en la ejecución si se encuentra alineado, y se articula con libertad con las piernas a partir de la articulación de la cadera.
- Cuando otorgamos valor a una buena postura y disposición con el instrumento, incrementamos la motivación por emprender un proceso de mejora de la utilización corporal.
- Desde la libertad de acción se obtienen los mejores resultados musicales. Conectar un trabajo corporal equilibrado y eficaz con buenos resultados sonoros incrementa la calidad de la experiencia.
- La creación de óptimas condiciones psicológicas y corporales, junto con la integración natural con el instrumento favorece una práctica musical saludable.

7

LA POSTURA EN LOS INSTRUMENTOS DE CUERDA

A continuación vamos a presentar algunas propuestas que contribuyen a mejorar la postura y la utilización corporal en el violín, la viola, el violoncelo y el contrabajo. Muchos de los planteamientos que aparecen en un instrumento pueden ser válidos para otros, por lo que resulta aconsejable echar un vistazo al conjunto de indicaciones referidas a los instrumentos de esta familia.

El violín

Tocar el violín con libertad supone un verdadero reto ergonómico. Las características posturales asociadas al instrumento conducen a menudo a cerrar y contraer el cuerpo, condicionando considerablemente el bienestar en la actividad.

La atención del violinista se centra casi exclusivamente en los hombros y en las extremidades superiores, con lo que el resto del cuerpo suele quedar olvidado. Ya hemos visto, sin embargo, que el cuerpo funciona mejor si lo planteamos como un todo en el que sus partes trabajan coordinadas. El funcionamiento eficaz y libre de brazos y manos depende en gran medida de una buena postura global. Contemplar la acción violinística con mayor amplitud representa la primera vía de aproximación a la «zona de confort».

Con el fin de activar este enfoque integrador del cuerpo, dos directrices son especialmente beneficiosas. La alineación y la apertura. Se trata de dos direcciones que promueven reacciones naturales que conducen a movimientos más libres y eficaces. Pasamos a experimentarlas a continuación.

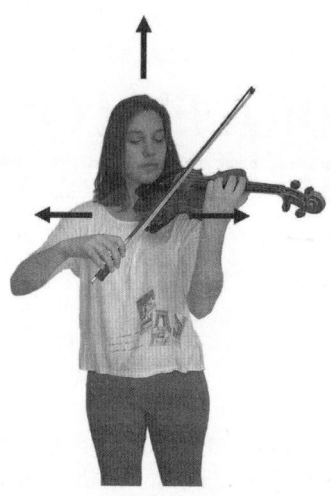

Fig. 7-1. Mantener de forma natural la elongación y la apertura del torso contribuye a movimientos más libres en la ejecución y a una mayor salud de la espalda. Las estructuras óseas y musculares del cuerpo agradecen una disposición alineada y expandida.

Prescindiendo momentáneamente del arco, vamos a trabajar con la ayuda de la vista y de nuestras sensaciones musculares y posicionales internas. Sitúate enfrente del espejo y sostén cómodamente el violín por la voluta con una de tus manos (como si cogieras una bolsa de la compra).

1. Nota que el peso de tu cuerpo descansa por igual sobre las plantas de los pies.
2. Suelta tu cuerpo: libera tus hombros y brazos, comprueba que tus rodillas están flexibles y piensa en dejar toda la actividad muscular que no necesitas.
3. Mientras sigues notando los pies en contacto con el suelo, deja que tus hombros se expandan y que tu cabeza se oriente suavemente hacia arriba produciendo una elongación natural de la espalda. Permite que el cuerpo crezca sin forzarlo.

La postura en los instrumentos de cuerda   115

4. El siguiente paso consiste en colocarte el violín mientras eres consciente de la agradable sensación de apertura en los hombros. Reposa entonces la cabeza sobre la barbada, y comprueba que no ejerces ninguna presión sobre el violín. Mantén tu nuca libre con el fin de que el mentón se oriente ligeramente hacia dentro y la coronilla se dirija hacia arriba.
5. Añade entonces la colocación de tu mano izquierda como si fueras a tocar, y toma conciencia durante unos segundos tanto del estado del brazo como del conjunto de tu posición. Baja después el violín.

Con esta sencilla experiencia pretendemos integrar el violín en una actitud corporal y psicológica de apertura y libertad. La acción del brazo izquierdo en el violín debe ser algo tan natural como rascarse la oreja o poner la mano en el mentón, como cuando nos paramos a reflexionar un momento. Una acción fácil y natural.

Desarrolla tu control consciente para mantener un estado de equilibrio cuando te coloques el violín. En esta tarea tendrás que ganarle la partida a los hábitos que te llevarán una y otra vez a posturas forzadas o poco ventajosas. Si trabajas con calma y disciplina podrás realizar grandes mejoras.

Algunas circunstancias que llevan al violinista a perder el estado de apertura natural son:

- Hábitos posturales adquiridos en los comienzos del aprendizaje del instrumento o en determinadas fases del mismo.
- Ejercer un control rígido sobre el cuerpo en aspectos técnicos (manos izquierda y derecha).
- Bloqueos personales en aspectos como el vibrato.
- Una concepción rígida de la afinación.
- Incapacidad de equilibrar y canalizar las emociones.
- Falta de claridad en la sujeción del instrumento.
- Miedo al error.

Dedicar unos minutos diariamente en el comienzo de tu estudio a sentar las bases de una buena posición y disposición con el violín contribuirá a que interiorices paulatinamente un mejor uso corporal. Utiliza para ello escalas, arpegios o una selección de pasajes de estudios con los que poder ganar terreno y acercarte a la «zona de confort». Intercalar de vez en cuando en tu estudio un rato de práctica de la posición semisupina te ayudará a soltar y a comprender la conveniencia de realizar un trabajo inteligente.

Tu apertura y libertad deben consolidarse con el fin de afrontar mejor las exigencias técnicas y musicales de tu repertorio. Trabaja bien, y apuesta por la calidad, en lugar de saltarte con impulsividad los pasos que conducen a un mayor bienestar y rendimiento.

Elije *tempos* que te permitan una buena supervisión integradora de aspectos como la afinación, el sonido y el uso de tu cuerpo. Motívate pensando que una vez que consigas automatizar buenos gestos y posiciones, dispondrás de una gran ventaja que podrás utilizar al servicio de la música y de la interpretación.

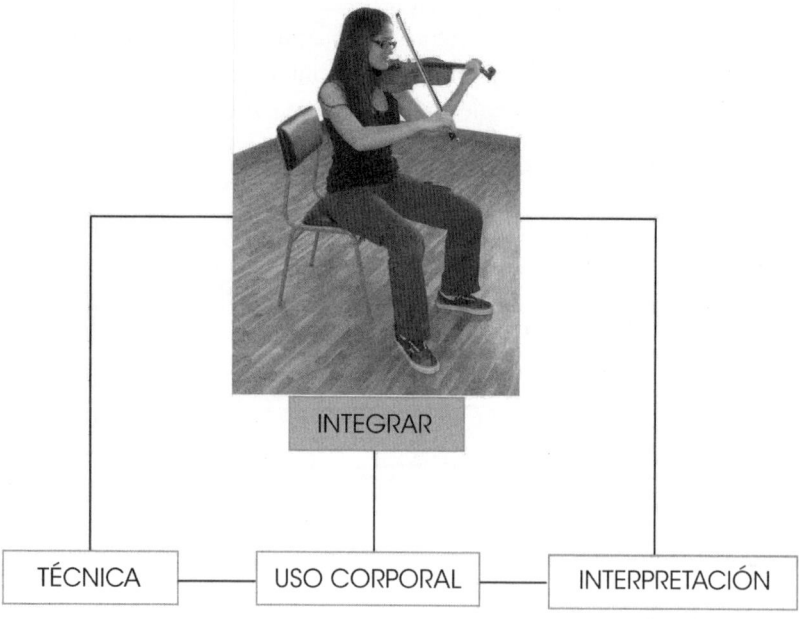

Fig. 7-2. Una buena técnica y calidad interpretativa no excluye una saludable utilización corporal. A través de la práctica consciente es posible aunar equilibradamente estos tres aspectos.

La sujeción del violín

Integrar el violín al cuerpo de forma natural incrementa enormemente la sensación de seguridad y confort al tocar. Nos encontramos ante el caballo de batalla de infinidad de violinistas y violistas en el que cabría distinguir dos apartados.

1. Idoneidad de los soportes utilizados.
   Es necesario partir de las diferencias anatómicas individuales: longitud del cuello, estructura de los huesos de la clavícula, forma del mentón, etc. El instrumento debe encajar entre el hombro y la mandíbula de forma que no altere el equilibrio entre la cabeza, el cuello y el torso. Tomarse tiempo para elegir la barbada que mejor se ajusta a tus características fisiológicas resulta aconsejable. Lo mismo sucede si utilizas almohadilla. En la actualidad dispones de una enorme variedad de ambas en el mercado. Existen a su vez interesantes proyectos de ajuste individualizado de mentoneras y almohadillas, entre los que se encuentra el proyecto de investigación del Conservatorio de Utrecht, que combina este tipo de ajustes con la aplicación de la técnica Alexander.

2. Uso corporal llevado a cabo.
   El hecho de poseer la barbada y la almohadilla ideales ayuda, pero no garantiza la ausencia de problemas en la zona del hombro y el cuello. Muy a menudo se pasa por alto la utilización corporal, y a pesar de disponer de soportes adecuados se fija en exceso el violín. Los fuertes músculos del cuello y el hombro se contraen enormemente, esternocleidomastoideos y trapecios especialmente, con lo que se bloquea por completo la estructura del hombro. Ante esta situación, los principios de la técnica Alexander que hemos visto en los capítulos anteriores son de gran ayuda:
   - Identificar el exceso de tensión y mal uso corporal, tanto a través del espejo como de las sensaciones musculares internas.
   - Detener la aparición de este hábito, realizando breves pausas e incrementando el control consciente y fluido.

- Proponer desde el pensamiento un mejor funcionamiento del cuerpo.

El siguiente concepto de anatomía puede resultar de gran ayuda para economizar y dejar de atenazar el violín con tus músculos.
- Tal como se encuentra emplazada la cabeza sobre la columna vertebral, su tendencia natural es caer hacia delante. El centro de gravedad del cráneo no coincide con el punto de unión con la columna vertebral, sino que queda un tanto adelantado.
- Puedes aprovechar esta particularidad anatómica en tu favor. Tan sólo necesitas aprender a soltar la nuca y orientar la cabeza hacia delante y arriba, de manera que esta se apoye ligeramente sobre la barbada. El mentón tenderá por tanto a ir hacia dentro, y la coronilla hacia arriba.

En relación con la sujeción del violín, asegúrate también de que mantienes la musculatura de tu mandíbula libre.

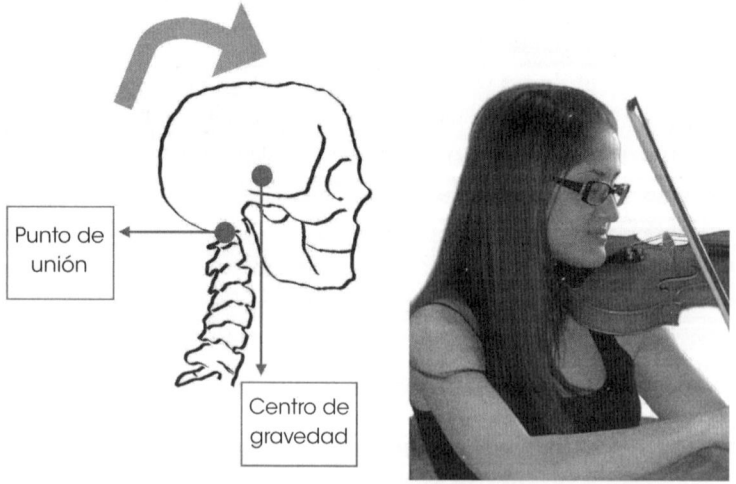

Fig. 7-3. Observa el paralelismo entre ambas imágenes con el fin de comprobar que es posible aprovechar la anatomía en favor de una sujeción económica del violín.

- Muy a menudo se aprietan los dientes sin necesidad, lo que genera mucha tensión no sólo en la mandíbula, sino también en el cuello.
- Comprueba al mismo tiempo que tu hombro izquierdo permanece libre y expandido. Deja que sea el violín el que se integra en tu estructura corporal en lugar de hacer lo contrario.

Para favorecer todavía más la integración natural del violín, suelta y expande los hombros. Con ello conseguirás una libertad muscular que agradecerán enormemente tu nuca, tus brazos y tus manos.
- Al quedar tus hombros expandidos el sonido mostrará una evidente apertura y mejora. Con esta actitud corporal contribuirás a una ejecución más proyectada.
- El músculo pectoral mayor necesita permanecer libre con el fin de no acortar la distancia entre los hombros y hundir el pecho.
- Al expandir los hombros y elongar la espalda se alcanza un beneficioso equilibrio muscular que evita un gran número de tensiones innecesarias.

Si le concedes importancia a la sujeción del instrumento, y consigues acomodarlo a una postura alineada y equilibrada, dispondrás de una gran ventaja. Dejar resuelto este asunto y conectarlo con una disposición corporal económica, te permitirá disfrutar con mayor plenitud de tu actividad. Te sentirás liberado de incomodidades y de tediosos y continuos reajustes.

Tocar sentado

Al tocar el violín sentado conviene clarificar al máximo los fundamentos de una postura erguida, sana y económica, especialmente en las prolongadas sesiones de ensayos.

- Asegúrate de que te sientas sobre los isquiones y en la parte delantera de la silla. Sigue las pautas del capítulo anterior referente a la postura sentado.

- Cuando no te encuentres tocando, puedes echar la pelvis completamente hacia atrás y apoyarte en el respaldo con el fin de descansar momentáneamente.
- Comprueba que el hecho de mirar el atril no condicione la apertura de tus hombros ni tu libertad de acción. Muy a menudo, el hecho de tocar en orquesta y tener que mirar tanto la partitura como al director contribuye también a que se cierren los hombros. Sé consciente de ello y mantén tu apertura y alineación.
- Experimenta con las opciones posicionales de tu espalda. Prueba los extremos, es decir, curvar la espalda hacia fuera (flacidez generalizada) y lo contrario, arquearla hacia dentro (hiperactivación muscular). Ninguna de estas dos opciones aporta bienestar y ventajas a la interpretación.

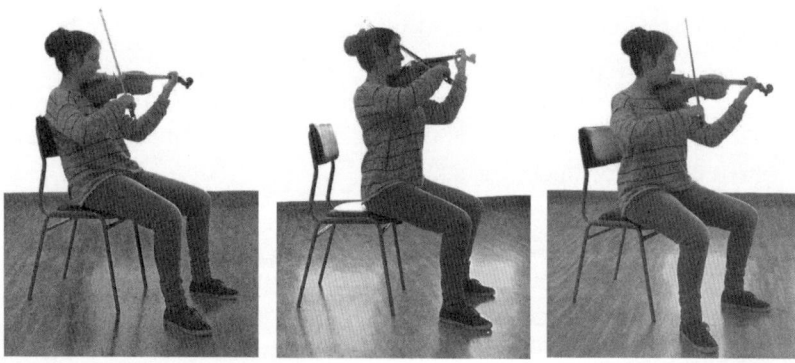

Fig. 7-4a, 7-4b y 7-.4c. En la imagen de la izquierda observamos una excesiva laxitud en el torso y en la actitud general. El resultado se traduce en incomodidad a medio y largo plazo, junto con falta de implicación en la actividad. El exceso de tensión y consiguiente arqueamiento hacia dentro (hiperlordosis lumbar) que vemos en la figura del centro ocasiona molestias en la musculatura y limita la respiración. En la imagen de la derecha se observa una postura centrada y equilibrada del torso. Esta forma de utilizar el cuerpo genera óptimas condiciones tanto para el bienestar del intérprete como para su actividad musical.

Algunas observaciones generales

Piensa en dos direcciones opuestas: el violín se proyecta hacia arriba (piénsalo más que hacerlo), mientras que el arco lo hace hacia abajo.

- La dirección del violín hacia arriba se encuentra en sintonía con la orientación en la misma dirección de la espalda y la cabeza, lo que genera energía y buena disposición.
- La dirección del arco hacia abajo tiene que ver con la capacidad de soltar y dejar caer equilibradamente el peso del brazo.
- El resultado es una interacción dinámica de ambas direcciones que se traduce en una mayor proyección del sonido y en un mayor aprovechamiento de las pulsiones naturales del cuerpo.

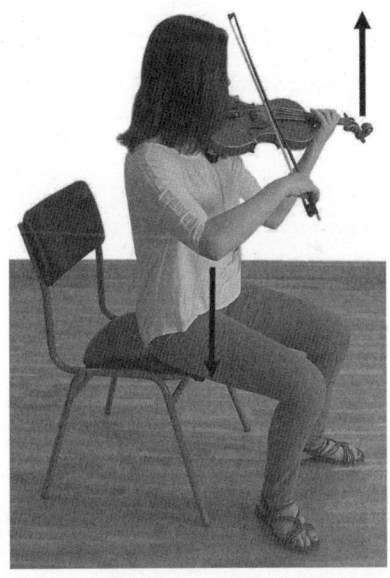

Fig. 7-5. Seguir el curso de las fuerzas naturales puede inspirar una interesante integración de las dos direcciones opuestas.

La acción de la mano izquierda resulta más eficaz al disponer de una imagen mental nítida de la altura correcta de los sonidos (afinación) y de las distancias en el batidor. Como puedes comprobar en todo el libro, mente y cuerpo se encuentran totalmente conectados. Si tu mente tiene claro lo que quiere, tu cuerpo tenderá a funciona mejor.

- Sensibiliza también tu mano para identificar en cualquier momento un exceso de tensión en la misma o en los dedos.
- Sé consciente de las *yemas de los dedos* de la mano izquierda, y de cómo bajan la cuerda. Las yemas disponen de un gran número de receptores sensoriales que las hacen especialmente sensibles. Mientras tanto libera tus dedos, la mano y el brazo, lo que contribuirá a encontrar mayor equilibrio en el funcionamiento del conjunto de tu mano izquierda.
- Descubre que una buena afinación y la sensación de seguridad en tu mano izquierda no son incompatibles con la libertad de la mano, el brazo y el hombro. Si trabajas con calma y atención podrás coordinar ambas tareas. Pídete una buena afinación, pero comprueba que el uso que haces de tu cuerpo es natural y económico.

Muy a menudo se realiza un exhaustivo trabajo de mano derecha utilizando estudios específicos para el sonido, pero no se invierte la suficiente energía en representarse mentalmente sus características. Disponer de una imagen nítida de la calidad del sonido también contribuye a facilitar la tarea al cuerpo.

- Tómate tiempo para imaginar el tipo de sonido que pretendes obtener. Intérpretes como el violinista Itzhak Perlman han manifestado que su trayectoria musical supone una búsqueda constante del sonido ideal que tienen en su mente y que desean alcanzar.
- Parte de la naturalidad de tu mano a la hora de sostener el arco. Imagina que coges una fruta del tamaño de una ciruela, e integra a partir de esa experiencia el arco en tus dedos y mano. Con esta idea en mente, experimenta que el arco descansa sobre la cuerda y se desplaza con fluidez en un movimiento horizontal. Este planteamiento contribuye a evitar realizar más esfuerzo del requerido para sostener y pasar el arco.

- La producción del sonido requiere de continuos microajustes en la actividad muscular del brazo y de la mano derecha que se producen en función de la calidad del sonido que escuchas. En la medida en la que hombro, brazo y mano se encuentran libres al pasar el arco, estos ajustes pueden llevarse a cabo mejor. Los receptores sensoriales de los músculos aportan una eficaz retroalimentación que permite una mejor conducción y, en definitiva, una mejor calidad del sonido.

Para finalizar este apartado dedicado al violín, te invito a que escuches la grabación de las *Sonatas y partitas para violín solo* de J. S. Bach, y de los *Caprichos Op. 1 de N.* Paganini realizada por el violinista Nicolas Chumachenco. En ellas comprobarás cómo confluyen muchos de los aspectos que acabamos de comentar: la libertad y calidad del sonido, la justeza en la afinación y una exquisita interpretación. Nicolas Chumachenco es uno de los violinistas de fama internacional que con mayor profundidad integra y ha hecho suyos los principios de la técnica Alexander.

La viola

Gran parte de lo comentado en relación al uso corporal y el violín puede aportarte ideas útiles para la viola. Las mayores dimensiones de este instrumento condicionan no obstante su sujeción y la relación del intérprete con los diversos aspectos técnicos y expresivos.

- Recuerda que conviene valerse de la tendencia natural de la cabeza de caer hacia delante (el punto de unión del cráneo con la columna vertebral queda ligeramente adelantado).
- Orienta tu cabeza hacia delante y arriba, y de esta manera economizarás una gran cantidad de tensión innecesaria en tu cuello.

Observa algún vídeo de solistas como Tabea Zimmermann y comprobarás que su cabeza queda centrada sobre el instrumento con total naturalidad. Con mayor motivo que con el violín, necesitas valerte de la estructura general del cuerpo para sostener mejor tu instrumento.

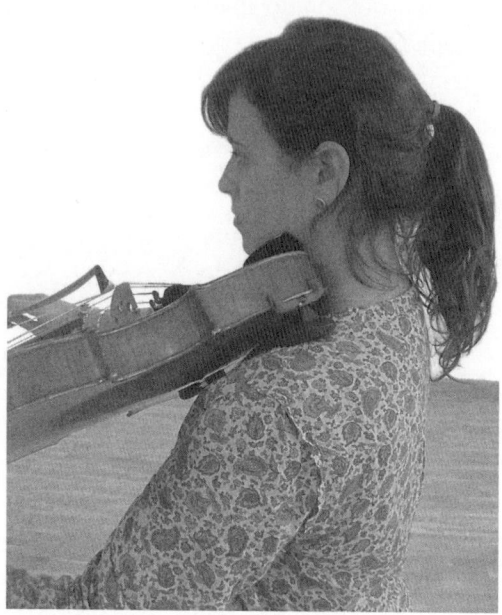

Fig. 7-6. Preservar el equilibrio natural entre la cabeza, el cuello y la espalda resulta prioritario con el fin de incrementar el confort y la seguridad en la ejecución.

- La longitud de la viola conlleva que el brazo izquierdo quede más extendido. Piensa por tanto que este se encuentra conectado al tronco, y que no es un elemento pasivo, sino que aporta equilibrio al instrumento de forma dinámica.
- Libera tus hombros y deja que se expandan, de manera que la musculatura del torso aporte elementos que contribuyan a un mejor funcionamiento de los brazos.

A la hora de activar los dedos de la mano izquierda cuenta con mayor resistencia de las cuerdas que con el violín.

- En ocasiones dedos y brazos reaccionan con excesiva tensión innecesaria. Siente las yemas de los dedos de tu mano izquierda al pisar, y envía mensajes a tu brazo y tu mano de liberar y soltar, mientras la energía se centra en las yemas.

La postura en los instrumentos de cuerda

- Comprueba que tu pulgar permanece suelto sin pinzar el mango del instrumento.

Tanto el hombro como el brazo izquierdo deben permanecer libres para realizar los ajustes pertinentes en relación con el paso del arco.

- Cuando llegas con el arco a la punta es conveniente contar con la versatilidad de la zona izquierda de tu cuerpo, para eventualmente acercar levemente el instrumento hacia el centro y facilitar la acción del brazo derecho.

La *articulación del hombro* es una de las que más rango de movimiento presenta en nuestro cuerpo. Un hombro libre es un hombro que dispone de facilidad de adaptación y movimiento, lo que permite un funcionamiento eficaz del brazo y de la mano. Mantén tu hombro izquierdo dinámico en lugar de rígido.

- Colócate el instrumento, comprueba que la cabeza descansa sin presión sobre la viola y explora la libertad del hombro.
- Mueve con naturalidad el hombro y el brazo en distintas direcciones. Después, sin necesidad de mover el hombro, comprueba a partir de tus sensaciones internas que toda la zona se encuentra en libertad y dispuesta en todo momento para el movimiento.

En relación con el hombro derecho, comprueba que no se eleva ni tensa con el propósito de obtener más sonido.

- Delimita con claridad las funciones del hombro y del brazo. El hombro derecho debe facilitar la acción libre del brazo, pero no desempeñar artificialmente su función.
- A medida que te vayas acercando al centro del arco cuando toques arco abajo, sé consciente de cómo el codo se abre con facilidad, dando paso al movimiento natural del antebrazo. No lo fuerces. Deja por el contrario que suceda por sí mismo.

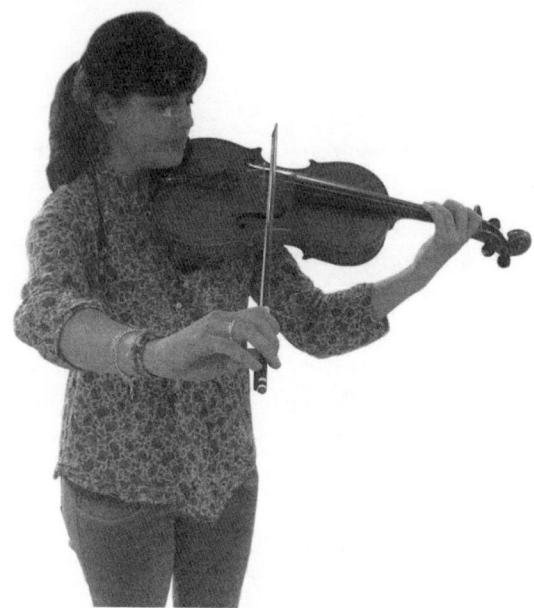

Fig. 7-7. Observa la dirección de la cabeza hacia delante y arriba mientras el hombro derecho permanece libre. La combinación de tomar conciencia de las sensaciones musculares junto con la ayuda del espejo contribuye a supervisar mejor cómo es la utilización corporal.

El gran violista William Primrose fue un extraordinario ejemplo de buen uso corporal. Observa algún vídeo de él tocando con el fin de tomar referencias de movimientos libres y coordinados. La observación de buenos modelos inspira enormemente en el acercamiento a una interpretación libre y fluida.

El violoncelo

La experiencia muestra que la aparente mayor «comodidad» de los celistas con su instrumento no les exime de complicaciones en relación con la postura y con la tensión excesiva. Como veremos a continuación, crear las mejores condiciones corporales y psicológicas con respecto al violoncelo constituye una inestimable ayuda en el disfrute y bienestar de la actividad.

En la medida de lo posible realiza los ajustes externos que faciliten una buena disposición corporal para la ejecución.

- Si dispones de una silla regulable, ajusta su altura a tu tamaño de forma que tu cadera quede ligeramente por encima de la rodilla.
- Elige también la altura adecuada de la pica. Esto te permitirá una mejor adecuación del instrumento a tu realidad anatómica, con lo que podrás obtener ventajas mecánicas que revertirán en tu confort.

Deja que el instrumento se integre en tu equilibrio postural en lugar de plantearlo al contrario. Considera a su vez la postura como algo global, donde cada parte del cuerpo resulta importante para tu buen funcionamiento.

- La adecuada colocación de los pies fomenta el equilibrio del cuerpo y su estabilidad, puesto que condicionan la posición de las piernas, y en consecuencia su función. Si tiendes a esconder los pies debajo de la silla dispondrás de menor equilibrio en el torso, y tenderás a compensarlo realizando más tensiones en él. Observa también que no mantienes elevado alguno de los talones, apoyando sólo la punta del pie y generando un exceso de tensión en los gemelos.
- Las piernas deben permanecer neutras. Concíbelas como un elemento más que contribuye al equilibrio general. Prueba a tocar un momento sacando mucho sonido, o realizando varios acordes consecutivos, y experimentarás la reacción natural de soporte en las piernas.
- Vigila a su vez que las piernas no presionen el instrumento, especialmente cuando te enfrentas a pasajes complicados o intensos. Cuenta para ello con la ayuda de tus sensaciones musculares internas.

Toma conciencia de que el peso del tronco reposa sobre los huesos isquiones, facilitándote de esta manera una postura erguida y natural.

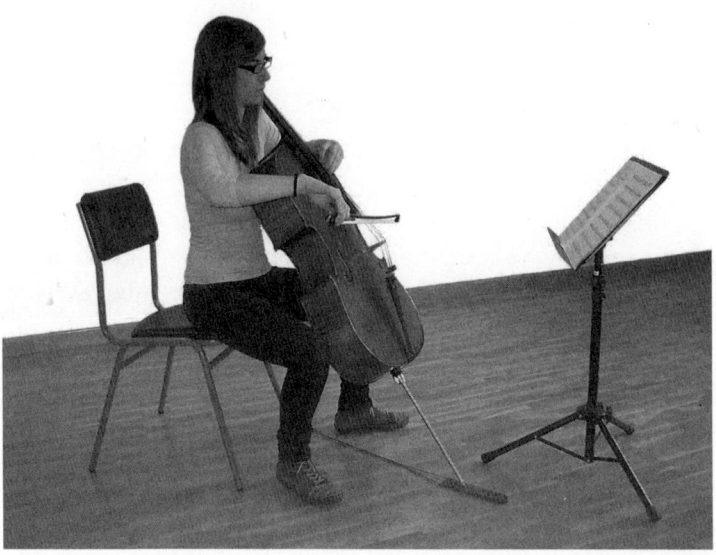

Fig. 7-8. Plantea tu postura al violoncelo de forma global. La colocación de los pies influye en el funcionamiento de las piernas, la actividad de las piernas actúa sobre el equilibrio muscular del torso y los hombros, y lo que sucede en los hombros se transmite a los brazos y por supuesto al sonido.

- En ocasiones se relaja en exceso la parte inferior de la espalda y la pelvis se curva hacia fuera. Un elemento básico de la espalda no desempeña entonces su función adecuadamente y condiciona el equilibrio del conjunto.
- Toma nota de este dato y revisa si tiendes a relajar en exceso esa zona. Muchos dolores de espalda son debidos a esta laxitud excesiva. Si eres consciente de que repartes por igual el peso sobre ambos isquiones y mantienes centrada la pelvis contribuirás a equilibrar tu postura.

En el violoncelo es muy común girar el torso hacia la izquierda, de forma que el hombro izquierdo queda atrasado y el derecho hacia delante. La musculatura de la espalda se encuentra entonces forzada y descompensada.

- Tómate tiempo para revisar en el espejo que tu torso permanece centrado, y registra las sensaciones internas asociadas a una mejor posición.

La postura en los instrumentos de cuerda 129

- En ocasiones, el propio clavijero puede condicionar la postura de la cabeza y el torso. Celistas como el solista noruego Truls Mørk prescinden de una de las clavijas con el fin de que la cabeza pueda emplazarse con naturalidad sin quedar condicionada por ese elemento externo.
- Si fuera el caso, trabaja con pausas con el fin de corregir el giro de tu torso hacia la izquierda. Sírvete para ello, como hemos dicho, del espejo y de tus sensaciones musculares.

Otro aspecto que convine revisar en relación con la utilización corporal tiene que ver con la tendencia a emplear en exceso el hombro derecho con la intención de sacar más sonido.

- Ya sea a través de su elevación o de su tensión excesiva, el hombro tiende a suplir un buen paso del arco basado en los elementos técnicos como el peso, el punto de contacto o la velocidad del arco.
- Permanece atento a tu hombro derecho cuando pretendas sacar más sonido o en pasajes agudos y difíciles. Explora otras posibilidades en cuanto a su uso.
- El *Concierto n.º 1 para violoncelo y orquesta* de D. Shostakovich representa un buen ejemplo de la necesidad de economizar y realizar una adecuada utilización corporal. La intensidad musical continuada aconseja la observación del comportamiento general del cuerpo, y del hombro derecho en particular.

Comprueba si tiendes a adelantar a menudo la cabeza fuera del eje de alineación del cuerpo. Esta costumbre es muy común, y suele asociarse a compensar la distancia con respecto al atril, o por querer ver y controlar la mano izquierda en pasajes agudos.

- Al acercar la cabeza al instrumento, la espalda y la postura en su conjunto se ven afectadas. Desarrolla tu conciencia sensorial para identificar cuándo adelantas innecesariamente la cabeza.
- Pregúntate de vez en cuando por qué lo haces. Si experimentas con calma por un momento comprobarás que no es necesario adelantar tanto la cabeza. La sensación de control que pretendes

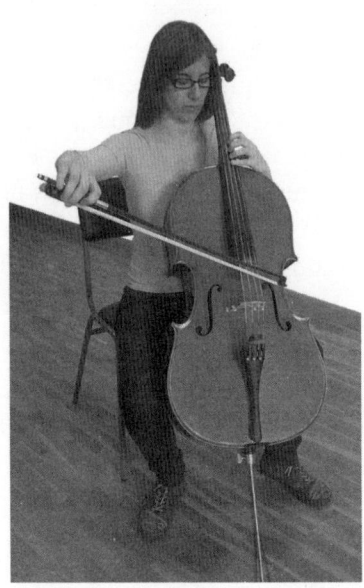

Fig. 7-9. El hombro derecho es un elemento más dentro de un todo corporal.

puede partir de dos fuentes: del contacto visual desde una posición más alineada y de las sensaciones internas de tu mano izquierda.

- Tómate tu tiempo para cambiar este hábito, pero tampoco pretendas estar alineado a toda costa. Recurriendo brevemente al sentido del humor, no te conviertas en un rígido celista «alexandroide» (estudiante que se toma demasiado en serio la técnica Alexander). Se trata más bien de evitar adelantar en exceso y continuadamente la cabeza.

Sé consciente de cómo se encuentra el pulgar de la mano izquierda y de las ventajas que aporta para tu ejecución su libertad.

- Libera el pulgar izquierdo en las posiciones graves. En las posiciones agudas, cuando toques con el pulgar, como en el pasaje del preludio de la 6.ª *Suite para violoncelo solo* de J. S. Bach, es importante, sin embargo, que la musculatura existente entre el

La postura en los instrumentos de cuerda 131

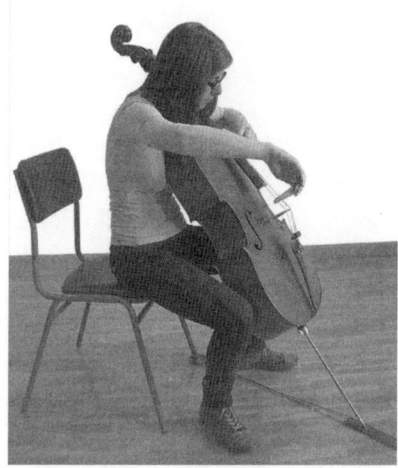

Fig. 7-10. Esta respuesta corporal desproporcionada se encuentra muy asociada a pasajes que exigen un gran dominio técnico. Sin embargo, desde una postura más libre y abierta es posible ejercer también un control eficaz.

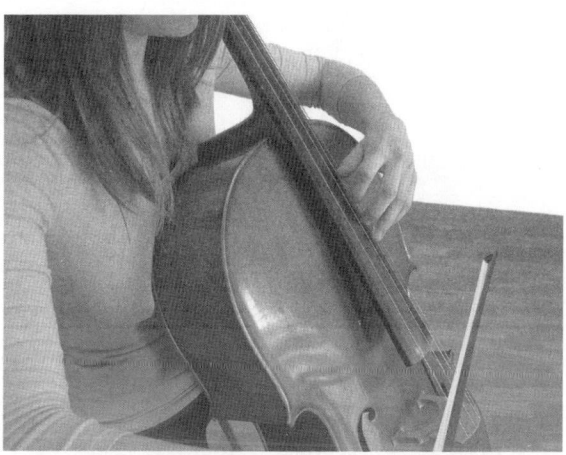

Fig. 7-11. El tono muscular justo en la zona entre el pulgar y el índice es necesario para mantener el equilibrio de la mano cuando toca en esta posición. Las manos excesivamente débiles acusan esta carencia en esa zona.

pulgar y el índice reúna el tono suficiente. De no ser así, tu mano se tensará en su totalidad, queriendo compensar esa carencia. Si este fuera el caso, conviene elegir material adecuado (especialmente estudios) con el que poder trabajar poco a poco este aspecto, sin olvidar una buena utilización corporal general.
- Pisa bien las cuerdas, pero sin tensión de más, de esta manera ahorrarás energía muscular y contribuirás a mejores desplazamientos por el batidor. Para tal fin, dedica de vez en cuando unos segundos a tomar conciencia del control sobre tu mano izquierda. Trabaja sobre una escala o cualquier pasaje. Comprobarás que si te encuentras relajado y atento podrás evaluar si existe el tono muscular óptimo que te permita un buen funcionamiento.
- También puedes trabajar con un palo (ver Fig. 7-12) con el fin de dirigir más libremente tu atención tanto a tu mano izquierda como a tu postura. Genera primero la alineación y apertura natural en tu cuerpo y explora diferentes movimientos básicos en tu mano izquierda (cambios de posición, bajar y subir los dedos, el vibrato…).

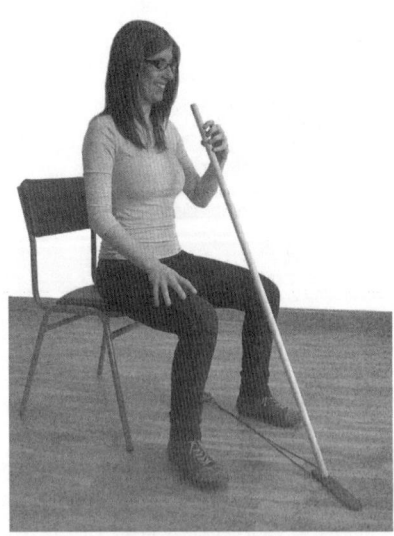

Fig. 7-12. Puedes trabajar con este elemento con el fin de realizar una aproximación más indirecta al trabajo de tu mano izquierda.

Reúne muchas experiencias breves con esta sensación, es decir, notándote a ti mismo con capacidad de evaluación sobre la actividad muscular que realiza tu mano. La suma de estas experiencias de control fluido facilitará que integres un mejor uso de la mano izquierda en tu interpretación.

EL CONTRABAJO

Las dimensiones del contrabajo suponen un verdadero desafío en relación con la utilización corporal. El amplio recorrido de la mano izquierda por el batidor, junto con su constante relación con el paso del arco, exige acomodaciones constantes en el cuerpo para poder pasar del registro grave al agudo y viceversa.

Una tendencia muy generalizada entre los contrabajistas cuando se encuentran en posiciones agudas consiste en doblar el torso a partir de la cintura y adelantar desde esa zona la cabeza y los hombros. Esta manera de hacer uso del cuerpo que vimos en el primer capítulo parece

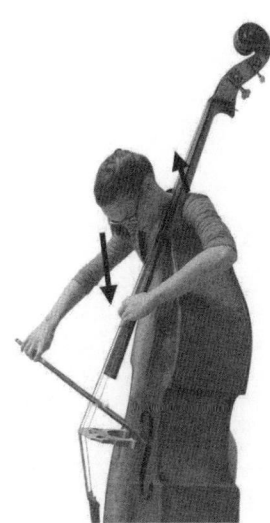

Fig. 7-13. Trabajar durante unos minutos con esta posición de la cabeza y la parte superior de la espalda resulta realmente estresante para la musculatura.

justificada por los requerimientos técnicos del instrumento. Sin embargo, el desgaste muscular en la espalda es enorme, ya que todos los elementos corporales que se salen del eje de alineación hacia delante, necesitan ser sostenidos con un gran esfuerzo.

La alternativa a esta posición al tocar en la zona aguda del contrabajo consiste en ser consciente de la articulación de la cadera y realizar un buen uso de ella.

- En lugar de doblar el tronco por la cintura como hemos dicho, desplaza tu cadera hacia atrás y deja que tu torso se incline desde dicha articulación manteniendo una alineación natural del mismo con la cabeza.
- El contrabajista que no está acostumbrado a hacerlo así se siente extraño en esta postura. Sus sensaciones se han amoldado tanto al hábito negativo que las nuevas impresiones, asociadas a un mejor uso corporal, parecen artificiales.

Revisa la posición de tu cabeza porque de ello depende gran parte tu postura. Esto es válido tanto si tocas el contrabajo sentado como de

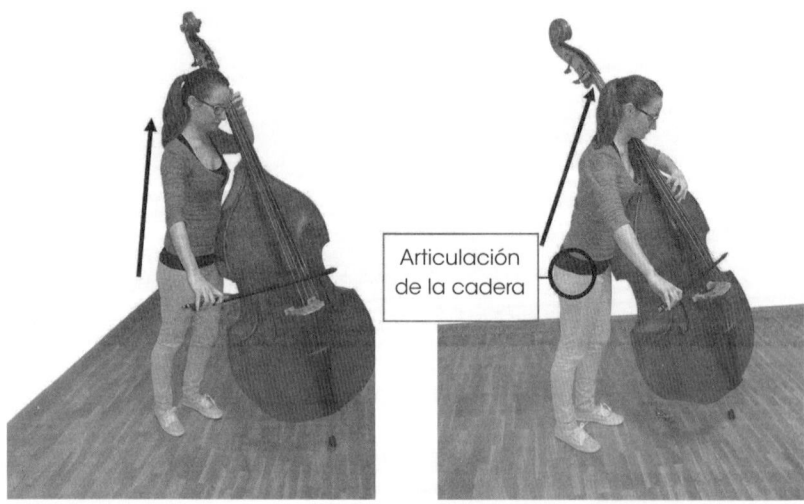

Fig. 7-14a y 7-14b. Observa cómo el torso puede mantener mejor la alineación y optimizar el funcionamiento de los hombros gracias a utilizar convenientemente la articulación de la cadera.

La postura en los instrumentos de cuerda

pie. Mantén en la medida de lo posible una alineación natural cabeza-cuello-espalda.

- Ten presente la directriz principal de la técnica Alexander que vimos en el capítulo 4 y adáptala a las constantes modificaciones de postura que exige tu instrumento.
- Economiza al máximo tus gestos. Para ello te ayudará enormemente analizar con serenidad aquello que necesitas para realizar las acciones básicas: bajar las cuerdas con tu mano izquierda, realizar los desplazamientos por el mango, pasar el arco y sacar mucho sonido. Relaciona cada aspecto con el conjunto de tu postura, y con el conjunto de la acción que realizas con el contrabajo.
- Trabajar a menudo con el espejo contribuirá a supervisar tu uso corporal y a comparar tus sensaciones internas con tu imagen en el espejo.

Ideas clave

- Partir de una postura natural alineada y expandida sienta las bases de una mejor integración del instrumento al cuerpo.
- La sujeción del instrumento no debe alterar la relación equilibrada entre la cabeza, el cuello y la espalda (violín y viola).
- Es posible conciliar un buen trabajo técnico, expresivo y corporal. Ello implica flexibilidad en la actitud y la ampliación del foco atencional durante el estudio.
- Disponer de una representación mental clara de lo que se pretende obtener facilita el funcionamiento del cuerpo.
- A través de un trabajo tranquilo, consciente y escalonado se puede ganar terreno a los mecanismos posturales defectuosos.
- Es aconsejable dedicar unos minutos al día a supervisar y organizar deliberadamente un buen funcionamiento de manos, brazos, hombros, y cuerpo en general. La disciplina en dicho trabajo contribuye a ganar libertad en la ejecución.

8

LA POSTURA EN LOS INSTRUMENTOS DE VIENTO MADERA Y VIENTO METAL

Tanto en los instrumentos de viento madera como en los de viento metal, la relación cuerpo-mente se manifiesta en la ejecución de forma transparente. La respiración y la producción del sonido son muy sensibles al uso corporal llevado a cabo, a aspectos como la presión psicológica y a diversos estados de ánimo.

En nuestro último capítulo vamos a abordar la cuestión del uso corporal en los instrumentos de viento partiendo de tres acciones conectadas entre sí.

1. Sujeción del instrumento. La manera ventajosa de asociar la sujeción del instrumento con la colocación del cuerpo.
2. Producción del sonido. La postura y su influencia en el proceso corporal interno encargado de la producción del sonido.
3. Control y modificación del sonido. Se realiza interna y externamente. La regulación de la apertura de la garganta, la modificación de la embocadura y la participación de manos y dedos serían algunos ejemplos.

Sujeción del instrumento

La tarea de sujeción del instrumento resulta más económica cuando el cuerpo participa de forma global y el tono muscular se distribuye convenientemente. El instrumento se integra entonces con el músico con mayor equilibrio, sin necesidad de tensiones en brazos u hombros.

Con el propósito de interiorizar esta idea experimentamos a continuación con la ayuda de un espejo y de tus sensaciones internas. Puedes permanecer para ello de pie o sentado.

- Sitúate frente a un espejo y suelta tu musculatura. A partir de la sensación de soltura, lleva suavemente tu cabeza y tu torso al eje natural de alineación.
- Libera entonces tu nuca, orienta tu cabeza suavemente hacia delante y arriba y deja que se expandan tus hombros.
- Mientras eres consciente del conjunto de tu cuerpo, nota el peso de tu instrumento y piensa que tus brazos están conectados con tu torso, tu torso con tus piernas, tus piernas con tus pies y tus pies con el suelo.
- Cuando la sujeción del instrumento la realizan en exceso los brazos, muy a menudo transmiten su tensión al cuello y la espalda. Se trata de un juego de pesos y contrapesos que recuerda mucho la arquitectura. Cuanto mejor posicionado esté y mayor conexión exista entre los elementos, más estable y equilibrado es el edificio.

No infravalores la función de tus piernas ni la colocación de tu torso. Todo es importante y cumple una misión dentro de un todo global. Fíjate en las piernas del trompista en la figura 8-1. ¿No te recuerdan a los arbotantes de una catedral gótica que contribuyen a sujetar la nave central? Si tienes ocasión observa alguna imagen o vídeo de los trompistas Eric Terwilliger y Hervé Joulain. A pesar de ser muy diferentes en su manera de interpretar, estos dos reconocidos músicos hacen gala de un excepcional uso del cuerpo.

Suele ser habitual acercar la cabeza al instrumento, en lugar de ser el instrumento el que se integre o aproxime a una posición natural y centrada del músico. Como consecuencia, la cabeza se adelanta y la musculatu-

La postura en los instrumentos de viento

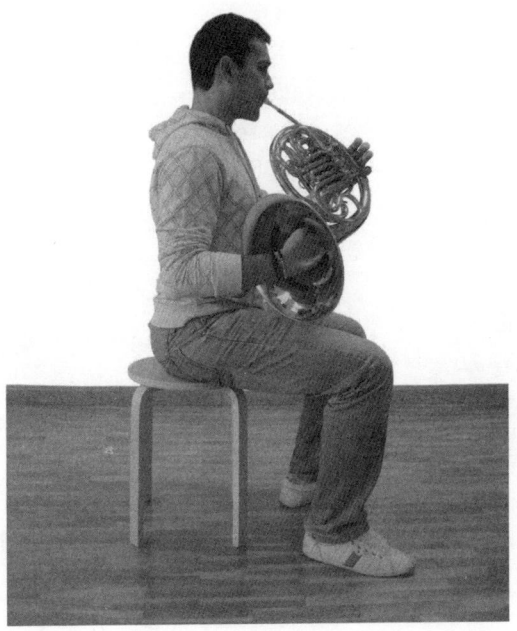

Fig. 8-1.

ra del cuello y espalda acaba resintiéndose. Además de afectar al cuerpo, esta tensión innecesaria perjudica también a la calidad del sonido.

Sé consciente de este hábito y utiliza las herramientas que hemos practicado en los capítulos anteriores. Trabajar con una pared te aportará una valiosa referencia (ver Fig. 8-2).

- En el preciso momento en el que vayas a aproximar el instrumento a tu cuerpo, detente.
- Piensa en el equilibrio de tu posición centrada y expandida.
- Acerca entonces el instrumento a la boca mientras eres consciente del conjunto de tu cuerpo y mantienes tu apertura.
- Mientras mantienes tu soltura y equilibrio, toca notas largas con la cabeza, cuello y espalda en el eje natural de alineación.
- Después de unos segundos, baja el instrumento y reanuda la experiencia. En la medida en la que consigas consolidar la libertad y apertura del cuerpo podrás ampliar el tiempo que dedicas a las notas largas.

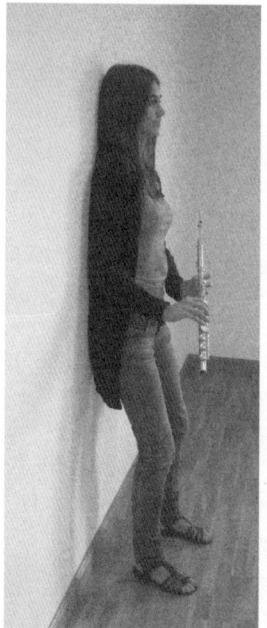 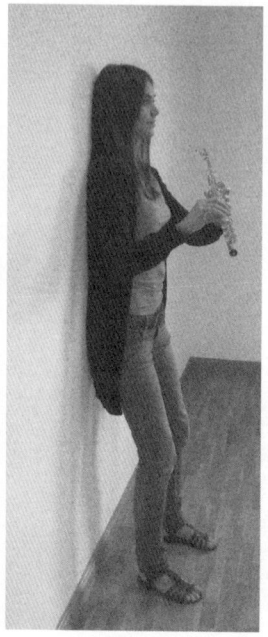 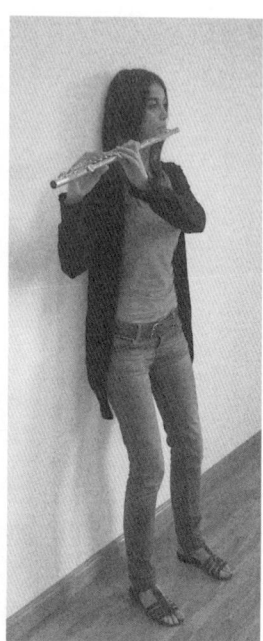

Fig. 8-2a, 8-2b y 8-2c. Toma estas imágenes como referencia. Cuando aproximes con naturalidad el instrumento a tu cuerpo, siente mientras tanto el contacto de la espalda con la pared. La conciencia corporal te ayudará a identificar cualquier alteración posicional innecesaria.

En el caso de que utilices collarín o arnés, busca un equilibrio entre la función que este desempeña y la actividad de tus manos. No intentes sostener tú el instrumento.

- Integra en tu postura la sujeción del instrumento de la forma más natural. Es decir, que el instrumento se adecue a tu estado alineado, en lugar de sacarte de él (ver Fig. 8-3a y 8-3b).
- Igual que les sucede a violinistas y violistas en relación con la almohadilla, tómate tu tiempo para comprobar qué tipo de sujeción te conviene más en función de tus características anatómicas y de tus gustos. Realiza también los ajustes pertinentes para garantizar sobre todo el equilibrio entre la cabeza, el cuello y el torso.
- En instrumentos como el clarinete, puedes trabajar algunos minutos con collarín con el fin de experimentar su sujeción, y

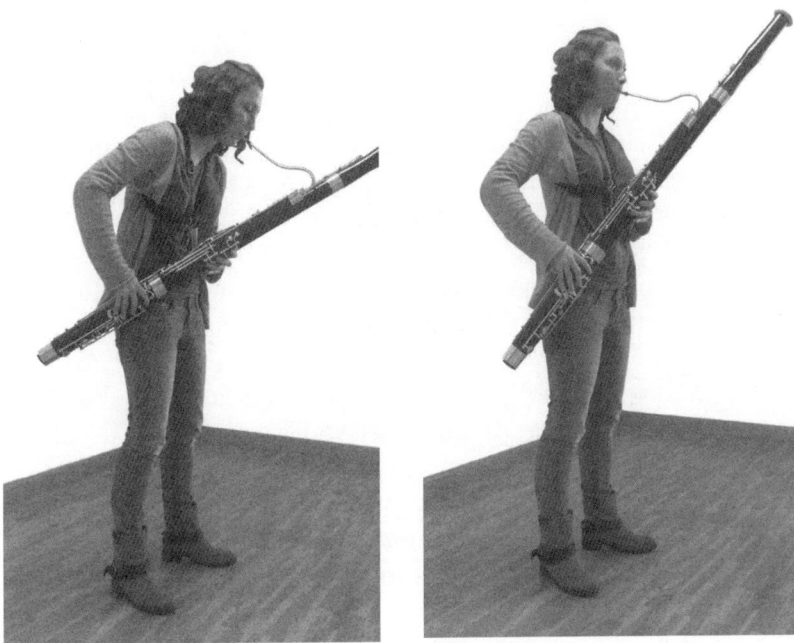

Fig. 8-3a y 83b. A pesar de contar con la ayuda de un collarín o arnés, es muy común observar la posición forzada y fuera del eje de la imagen de la izquierda. Encontrarse eventualmente en esta posición no entraña consecuencias negativas. Sin embargo, permanecer en ella la mayor parte del tiempo sí.

prescindir de él posteriormente. Lo importante es que en ambos casos realices una buena utilización de la globalidad de tu cuerpo.

Comprueba la diferencia entre integrar el instrumento en tu postura equilibrada y, por el contrario, acomodarte antinaturalmente a él. En instrumentos como el fagot, en los que el peso es considerable, tu cuerpo agradecerá permanecer por lo general alineado. Procura, no obstante, mantener el equilibrio entre una buena postura y la libertad y naturalidad de tus movimientos. Puedes observar algún vídeo del fagotista Sergio Azzolini, profesor en Basilea. Te sorprenderá el dinamismo y expresión de su cuerpo al hacer música.

Algunas particularidades en relación con la sujeción del instrumento

A menudo, conservamos las posturas que adoptamos en nuestros comienzos con el instrumento. Pasados los años tendemos a mantener esos mismos patrones de utilización corporal. Las características del instrumento, el peso de una trompa, por ejemplo, condicionan la actividad en los estudiantes más pequeños. Los niños suelen ladear en exceso el instrumento, lo que influye perjudicialmente en su postura tanto en el presente como en el futuro.

- Es recomendable que el profesor tome conciencia de ello y busque las soluciones pertinentes, como la conveniencia de utilizar un soporte o un instrumento de menor tamaño.
- Aun así, siempre es importante motivar al alumno con las ventajas que aporta un buen uso del cuerpo. Construir una buena postura al principio de la carrera musical constituye una aportación muy provechosa para el bienestar del futuro intérprete.

En el caso del trombón (Fig. 8-4), la sujeción no es tan sencilla. El instrumento se sostiene sólo con la mano izquierda, que tiene que ocuparse además de equilibrar su peso y de manejar el transpositor. La tensión del trombonista en el conjunto de la zona izquierda del cuerpo suele ser en consecuencia considerable. Con el fin de incrementar el confort del músico, merece la pena dejar bien resuelto el aspecto de la sujeción del instrumento.

- Realiza numerosas pausas con el fin de identificar cómo es tu postura y cómo empleas la zona izquierda de tu cuerpo (espalda, cuello, hombro, brazo y mano).
- Parte de la alineación natural cabeza-cuello-tronco y sustituye la tensión excesiva para sostener el trombón por el tono muscular necesario. Agudiza tus sensaciones internas para descubrir cuánto y dónde necesitas activar tu brazo y mano izquierdos.
- Ayúdate de las directrices (mensajes desde tu pensamiento al cuerpo) con el fin de mantener tu hombro libre y expandido.

La postura en los instrumentos de viento 143

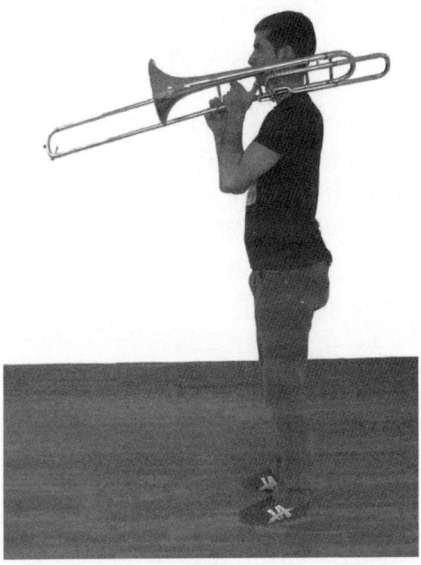

Fig. 8-4. Reunir experiencias breves en las que clarificar la actividad muscular necesaria en relación con la sujeción del instrumento contribuye a una acción musical más económica.

- Sé paciente y dedica diariamente un tiempo específico a practicar desde tu conciencia corporal y tu observación en el espejo.
- Trabaja inicialmente con material sencillo con el fin de poder supervisar convenientemente tanto los aspectos posturales como los sonoros.

Es conveniente en los metales revisar el hábito de presionar excesivamente el instrumento contra los labios. Detecta esta tendencia, ya que suele ser responsable de tensiones desaconsejables tanto en los labios, como en los brazos y la nuca.

- Para ello puedes valerte del calentamiento diario con el propósito de tomar conciencia de cuánto estás acercando el instrumento a tus labios. Interésate por este aspecto, y a partir de las ideas que hemos comentado en los capítulos precedentes incrementa tu control consciente.

- Sé consciente de que eres tú mismo el que con tus brazos realiza más presión de la aconsejable. Experimenta con tu instrumento hasta conseguir un equilibrio entre la seguridad de contacto de tus labios con la boquilla y su libertad de acción.
- Una vez regules mejor el contacto del instrumento con los labios persevera y aumenta el rango de dominio. Mantén este buen uso corporal en obras y pasajes donde exista mayor intensidad musical o mayor dificultad.

La flauta suele estar asociada a considerables molestias en la zona de los hombros y la nuca. La cabeza se adelanta en exceso en relación con el eje de alineación natural. Los efectos de esta acción son perjudiciales tanto para las estructuras del cuello y la espalda como para la circulación natural del aire en su recorrido hacia la embocadura (Fig. 8-5a). Ladear en exceso la cabeza y acortar la zona derecha de la espalda también presentan inconvenientes. Esta postura se observa a menudo en los niños y aporta una sensación de falsa comodidad, al no tener que elevar tanto los brazos. El resultado se traduce, sin embargo, en desajustes musculares en el conjunto de la espalda y el cuello (Fig. 8-5b).

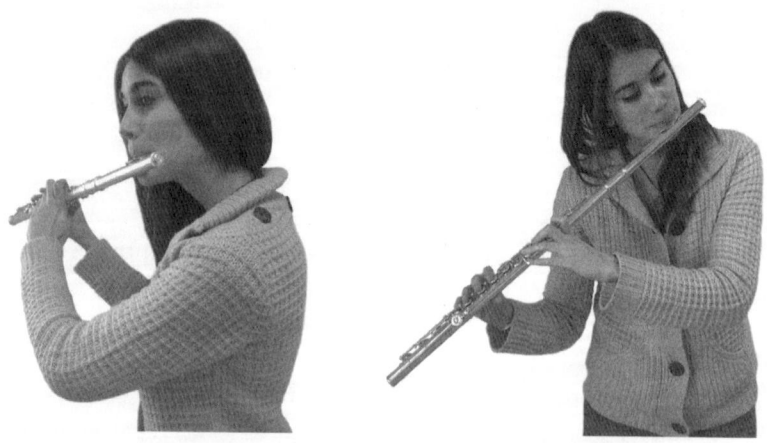

Fig. 8-5a y 8-5b. Observa estos dos desequilibrios posturales comunes en la flauta. La repetición continuada de esta forma de utilizar el cuerpo disminuye la experiencia de confort.

La postura en los instrumentos de viento

- Realiza pausas breves en las que bajar el instrumento y soltar tu cuerpo. Piensa que te conviene *dejar de hacer lo habitual*, y explorar otras posibilidades de sujeción y relación con la flauta.
- Con este propósito, y antes de volver a tocar, ten presente el contacto de tus pies con el suelo, la alineación natural de tu cuerpo y la apertura en tus hombros.
- Obsérvate en el espejo y toma conciencia de tus sensaciones musculares internas, en especial de aquellas que te informan de la posición de la cabeza. Acerca entonces la flauta a tu boca mientras mantienes la libertad en la parte superior de tu cuerpo.
- Realiza esta acción un par de veces de forma que consigas incrementar tu conciencia y mejorar el uso que haces de tu cuerpo al colocarte el instrumento.

Producción del sonido

Una de las funciones principales de la postura en relación con los instrumentos de viento consiste en facilitar una buena respiración y, en definitiva, una buena producción del sonido. Si eres consciente de que tu colocación y uso del cuerpo favorecen o entorpecen el proceso natural de tomar aire y soltarlo, dispones de una ventaja considerable en relación con la mejora de tu postura.

Cuando el cuerpo se encuentra alineado y expandido con naturalidad, se generan las mejores condiciones para que el equipo que componen diafragma, pecho y abdomen realicen su trabajo con libertad y sintonía. Con el fin de activar fructíferamente el proceso de mejora de tu postura puedes formularte preguntas como las siguientes:

- ¿Estoy favoreciendo o entorpeciendo con mi postura el proceso natural de tomar el aire y expulsarlo?
- ¿Qué condiciones son las más propicias para disponer de la mayor facilidad en el paso del aire?

Muy a menudo el instrumentista de viento encoge y contrae su torso dificultando de esta manera la producción del sonido. Si pudiéramos ver el interior, comprobaríamos que el espacio del que disponen los elementos encargados de la respiración queda enormemente restringido (ver Fig 8-7a y 8-7b).

> Los músicos que acostumbran a tocar muy caídos o encorvados acortan con el paso del tiempo importantes tejidos internos como las llamadas fascias. Las fascias conectan un gran número de zonas en el interior del cuerpo. Su acortamiento se hace más evidente en instrumentistas de viento que durante años han tocado muy caídos. Cuando se yerguen, notan que algo interno les tira a la altura del diafragma. Se trata de las fascias y otros tejidos acortados como consecuencia de la contracción y la laxitud.

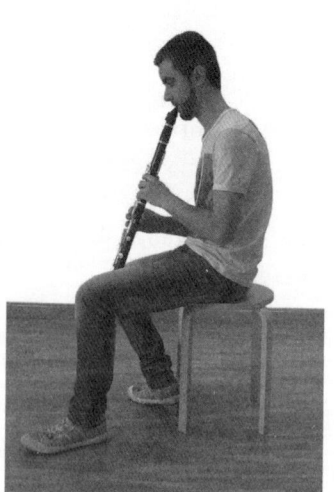 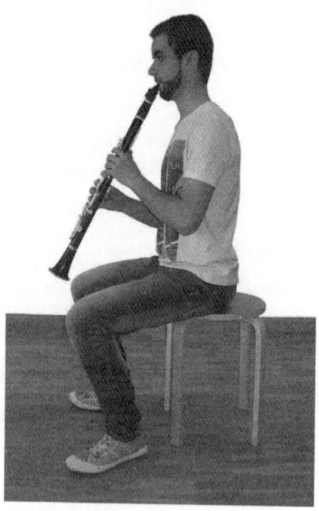

Fig. 8-6a y 8-6b. La imagen de la izquierda representa el acortamiento del torso que entorpece la libertad de la respiración y de la acción en general. En la imagen de la derecha observamos una mejor disposición corporal y actitudinal del músico.

La musculatura abdominal y diafragmática realiza la función de soporte de la columna de aire. Esta activación muscular resulta imprescindible para dirigir convenientemente el aire hacia la boca. Sin embargo, conviene prestar atención a lo siguiente. La pretensión de mantener un buen soporte abdominal conlleva a menudo a la tensión excesiva del conjunto del cuerpo. Con el fin de mantener una buena columna del aire se activa gran número de elementos innecesarios en una especie de todo o nada. Sin embargo, un buen soporte del sonido no es una cuestión de fuerza generalizada, sino de saber canalizar la tensión muscular convenientemente.

- Disocia y diferencia las funciones que realizan las distintas partes de tu cuerpo. Este trabajo de observación y de conciencia corporal puedes realizarlo con tu material de calentamiento diario, como notas largas, escalas, arpegios o una selección de pasajes de estudios que te sirvan tanto para calentar como para ajustar tu postura. El trabajo con notas largas, no obstante, suele ser lo más indicado.
- A partir de una disposición corporal de alineación y expansión natural, supervisa que sólo se activan las zonas encargadas del soporte, es decir la zona abdominal y diafragmática. Comprueba que tanto tus hombros como tu nuca permanecen libres. Para ello puedes valerte, como en otras ocasiones, de un espejo y de tus sensaciones internas con el fin de observar cómo distribuyes la tensión en tu cuerpo.
- Comprueba también la libertad de la caja torácica. Suele pasar desapercibida, pero la compresión de esa zona produce limitaciones evidentes.
- Recuerda las ideas fundamentales de lo que hemos comentado en relación con la postura, ya sea al permanecer de pie o sentado (capítulo 5). En esencia: considera el cuerpo como una unidad donde cada parte realiza su función dentro de un todo. Aunque a simple vista te parezca que no tiene relación con la calidad de tu interpretación, cuida aspectos como:
  - La colocación de tus pies.
  - La libertad en las rodillas y cadera.
  - La alineación de la cabeza con respecto al tronco.
  - La apertura de los hombros.
  - Tu actitud mental y emocional.

Puedes realizar un interesante trabajo de conciencia del cuerpo y soporte del aire en la posición semisupina. La experiencia en esta posición te permitirá ganar control y equilibrio para dirigir mejor el aire a tu instrumento, sin por ello tensar todo tu cuerpo (ver Fig. 8-7).

- Revisa brevemente las indicaciones sobre la posición semisupina del capítulo 2.
- Túmbate en dicha posición y deja tu instrumento cerca para poder trabajar posteriormente con él.
- Mientras notas el contacto de tu espalda con el suelo, experimenta con la dirección del aire. Crea con tus labios diferentes tipos de apertura con el propósito de generar distintos tipos de presión cuando expulses el aire: si juntas más los labios necesitarás mayor presión, y viceversa.
- Comprueba que tus hombros están libres y abiertos, y que desde tu conciencia es posible regular el nivel de activación de la musculatura del soporte del aire.
- Posteriormente, acerca el instrumento a tu posición, y toca notas largas con el fin de experimentar el equilibrio alcanzado previamente.
- Familiarízate con las sensaciones con el fin de comprobar que tu cuerpo sigue expandido y libre, mientras supervisas el conveniente trabajo de la zona del soporte del sonido.

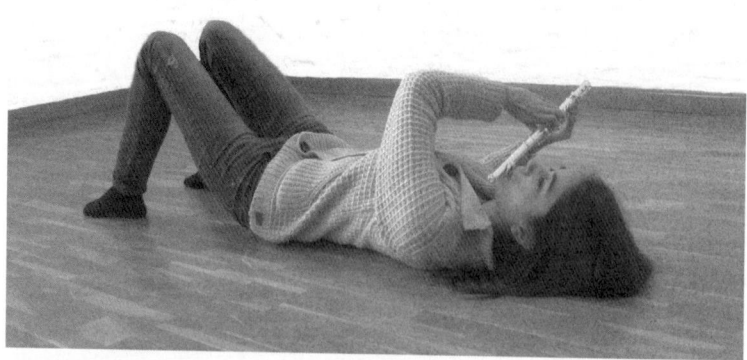

Fig. 8-7.

Modificación del sonido

En este último apartado del capítulo nos vamos a centrar inicialmente en la modificación del sonido en la zona de la garganta y boca, para pasar posteriormente al apartado de las digitaciones.

El aire impulsado por el diafragma y el apoyo abdominal necesita ser modulado esencialmente por la acción de la garganta, la boca y los dedos (o el brazo derecho en el caso del trombón). Encontrar un equilibrio funcional entre el soporte del aire y su modulación resulta, por tanto, esencial.

Habrás comprobado que si se produce excesiva tensión en zonas como la garganta, la mandíbula o la boca, el sonido se resiente. La tensión excesiva en esa cavidad interna apaga parte de la serie natural de armónicos del sonido. El exceso de control en la embocadura suele ser el responsable de ello.

- Detectar la tensión de más que se produce en el cuello y la embocadura es el primer paso. Una vez identificada, suelta la musculatura y detente por un instante.
- A continuación, piensa en la configuración muscular ideal de tu embocadura. Es decir, la activación de la comisura de los labios, cómo vas a abrazar la embocadura con estos, el estado de la garganta y la lengua...
- Deja que se forme tu embocadura y supervisa, mientras tanto, el proceso mediante tus sensaciones internas y el espejo. Toca notas largas y mantén un control dinámico sobre el uso que realizas sobre el conjunto de tu embocadura.
- Realiza un trabajo tranquilo de sustitución de un uso corporal forzado por otro más natural. La colocación de la cabeza en el eje de alineación del cuerpo y la libertad en tu cuello contribuirán a conseguirlo (ver Fig. 8-8a y 8-8b).
- En los instrumentos de metal necesitas mantener los labios de forma que su vibración quede libre de interferencias. Es decir, sé consciente de que ni la presión de la boquilla ni tu acción muscular en los labios limite su vibración.

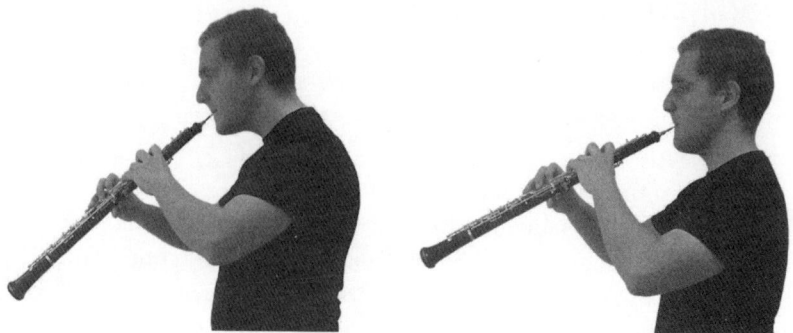

Fig. 8-8a y 8-8b. Observa y compara las dos opciones posturales de las imágenes. La posición del oboísta en la imagen de la derecha facilita un mejor paso del aire por la garganta y la boca. La alineación natural de la cabeza con el torso aporta a su vez mayor confort al intérprete.

La embocadura representa un ejemplo de balance entre músculos que aportan firmeza a las comisuras de los labios, por ejemplo, y zonas que conviene mantener con un tono muscular rebajado, como el labio inferior (ver Fig. 8-9). Se trata de mantener el equilibrio en acción. Es decir, ni toda la musculatura de la boca debe actuar en tensión ni todos los elementos de la misma deben estar relajados.

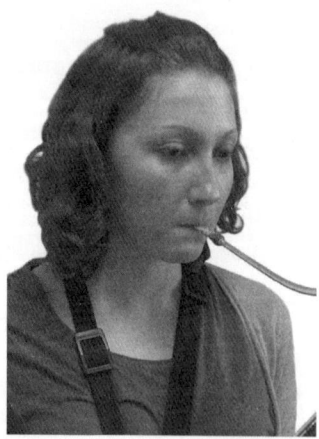

Fig. 8-9. Una buena embocadura es el resultado de una acción muscular equilibrada. Ello implica el reparto adecuado de tono muscular y soltura en los lugares y momentos precisos.

La postura en los instrumentos de viento

Contemplado con mayor amplitud esta cuestión, tanto la producción del sonido (columna de aire, su dirección y su velocidad) como su moldeamiento en la embocadura (garganta, labios, lengua, ...) requieren un equilibrio entre la tensión y la relajación, entre el tono muscular y la soltura.

- Para obtener un buen sonido es necesario un adecuado tono muscular tanto en la zona abdominal como en la embocadura. Al existir un firme y saludable sustento muscular no aparecen tensiones compensatorias que afecten negativamente al sonido y al bienestar de la interpretación. Muchas de las tensiones musculares excesivas en los músicos se producen por la falta de firmeza muscular en zonas clave.
- El exceso de relajación es por tanto tan perjudicial como el exceso de tensión. Piensa que eres un alquimista que con tu trabajo personal creas las condiciones idóneas para equilibrar tensión y relajación. Supervisa que se produce la dosis justa de tono muscular y soltura en los sitios y momentos precisos.

Como idea final de este apartado, interésate por relacionar en todo momento tu acción corporal con la calidad del sonido que produces. Resulta esencial para el dominio del instrumento desarrollar la sensibilidad para conectar la postura, el apoyo y la dirección del aire y el trabajo de la embocadura con el sonido que produces. Conecta tu cuerpo con el sonido. Mediante tu conciencia y la práctica llegarás a apreciar los interesantes matices existentes entre cómo empleas tu cuerpo y el efecto que ello tiene en el resultado sonoro.

- Más que estudiar muchas horas sin ejercitar la capacidad de observación, es preferible realizar una pausa y reflexionar por un momento sobre las condiciones que contribuyen a una mejor calidad del estudio y del sonido. Sacarás más partido de tu trabajo diario si te interesas por educar el oído (escuchar con atención), refinar tus sensaciones internas (observar tu postura y uso corporal) y conectar ambas sensaciones.

Digitaciones

La función de las manos en los instrumentos de viento es doble. Por un lado, la sujeción del instrumento y, simultáneamente, excepto en el trombón, las digitaciones encargadas de aportar las diferentes alturas de los sonidos. A diferencia de lo que sucede con la producción y la modulación del sonido, de las que hemos hablado hace un momento, la actividad de las manos se suele descuidar por no apreciar una relación tan directa entre su uso y el resultado sonoro. Una vez bajada la llave o el pistón, la misión parece estar cumplida. Sin embargo, manos y dedos se tensan a menudo en exceso, limitando la fluidez y precisión de sus movimientos y, por tanto, de la ejecución.

Un primer paso que contribuye a mejorar la utilización de las manos y los dedos en el instrumento tiene que ver con clarificar tanto su posición como su disposición interna. En esta tarea conviene contar con las diferencias fisiológicas de cada instrumentista.

- Los dedos deben llegar con facilidad a cubrir los agujeros, a activar las llaves o bajar los pistones, y lo deben hacer con economía y claridad. Aunque es evidente, sé consciente de que no por apretar más sonará mejor.
- En pasajes rápidos o con digitaciones y cambios de registro incómodos, como sucede en el *Concierto para clarinete y orquesta op. 57* de Carl Nielsen, la libertad de manos y dedos es esencial. Conviene, por tanto, que el gesto que los dedos llevan a cabo sea regular y económico. Es decir, no muy lejos de las llaves y sin dar golpes. Piensa que si mantienes los dedos con tensión te resultará más difícil moverlos, puesto que necesitarás una fuerza extra para vencer su tensión muscular.
- Clarifica la sensación de pisar la llave sin apreciar tensión en dicha acción. Tómate tiempo para grabar esa sensación, ya que te resultará muy útil para incrementar tu seguridad en relación con las digitaciones.
- La libertad de las muñecas desempeña también un destacado papel en el buen uso de manos y dedos. Comprueba que no se endurecen por pretender un control excesivo de tus digitaciones.

▶ En instrumentos como la trompa se descuida en ocasiones la posición de los dedos sobre las llaves. En lugar de mantenerlos ligeramente curvados, los dedos trabajan estirados y rígidos. La consecuencia es un menor control de la digitación que suele llevar a bloqueos y desajustes innecesarios. En aspectos técnicos en los que es necesario sincronizar a la perfección la digitación con el corte del aire, como en el picado, unos dedos rígidos dificultan la coordinación entre la acción de la lengua o la garganta y la digitación.

En consecuencia, tanto en las maderas como en el metal, resulta ventajoso activar los dedos de forma libre y precisa. Un trabajo consciente y tranquilo contribuye a conseguirlo.

▶ A partir de una alineación y una expansión naturales de tu cuerpo, aprende a liberar manos y dedos desde las muñecas. Si incrementas tu conciencia sensorial obtendrás grandes ventajas mecánicas.

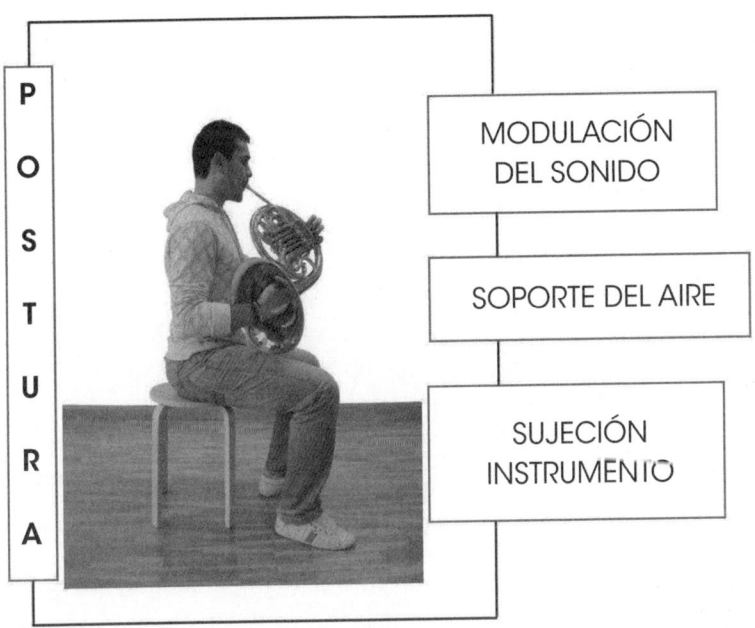

Fig. 8-10.

- Sé estratégico en dicho empeño y trabaja utilizando tiempos tranquilos que te permitan supervisar un buen uso de tu cuerpo en general y de tus manos y dedos en particular. Los clarinetistas y, en especial, los saxos son muy dados a tocar a gran velocidad. En todos los casos es aconsejable comprender el valor de bajar el tempo con el fin de mejorar la calidad y precisión de los movimientos.
- La práctica con las pausas y las directrices que hemos comentado en el capítulo 4 te ayudarán a sustituir el hábito de tensar en exceso los dedos y las manos por un uso muscular mejorado.

Finalizamos este capítulo dirigido a los instrumentos de viento madera y viento metal recordando que una buena postura interactúa favorablemente con tres aspectos fundamentales. Conectar todo ello es una cuestión de confort, pero también de eficacia técnica e interpretativa (ver Fig 8-10).

> **Ideas clave**
>
> - La postura debe favorecer la sujeción del instrumento, la producción del sonido y su modulación.
> - La alineación natural, junto con la expansión del cuerpo, genera unas óptimas condiciones tanto para la respiración como para mantener una buena columna del aire.
> - Más que la ausencia de tensión, la técnica Alexander pretende la redistribución del tono muscular, de forma que se produzca un equilibrio entre tensión y relajación.
> - La tensión excesiva en manos y dedos puede dificultar los movimientos y su coordinación con la lengua en pasajes rápidos o de precisión.
> - Incrementar la conciencia corporal permite identificar con mayor certeza dónde se producen las interferencias que entorpecen una actividad libre.

INFORMACIÓN ADICIONAL

Dispones de información de la técnica Alexander en diversas e interesantes páginas en la red. Entre ellas se encuentra la perteneciente a la STAT (Society of Teachers of the Alexander Technique), que fue fundada en Londres en 1958 y reúne a profesores cualificados de todo el mundo: http://www.stat.org.uk.

En la página de la Asociación Española de Profesores de Técnica Alexander (APTAE) encontrarás información sobre los profesionales que forman parte de la asociación: http://www.aptae.net. Existen también profesores cualificados que no pertenecen a ninguna de estas dos asociaciones.

En el capítulo 7, dedicado a los instrumentos de cuerda, comentamos la existencia de un interesante proyecto realizado en el Conservatorio de Utrecht que conjuga la individualización de elementos externos (barbadas y almohadillas) y la aplicación de la técnica Alexander. Esta es su dirección: http://www.violinistinbalance.nl.

BIBLIOGRAFÍA

Alexander, Frederick Matthias, *Man's Supreme Inheritance*, Dutton, 1918.
—, *The Universal Constant in Living*, Dutton, 1941.
—, *El uso de sí mismo*, Urano, 1995.
Baremboin, Daniel, *Mi vida en la música*, La Esfera de los Libros, 2002.
Berk, Laura E., *Desarrollo del niño y del adolescente*, Prentice Hall, 1999.
Damasio, Antonio, *El error de Descartes*, Crítica, 2006.
De Alcantara, Pedro, *Indirect procedures,* Oxford University Press, 1997.
De Payer, Gervais, «Clarinet playing», en *Tensions in the Performance of Music,* Kahn and Averill, 1984.
Dewey, John, *Human Nature and Conduct*, Modern Library, 1930, p. 31.
Ericsson, K. A., Krampe, R. T., y Tesch-Römer, C., «The role of deliberate practice in the acquisition of expert performance», *Psychological Review,* 1.003, pp. 363–406, 1993.
García, Rafael, «Evaluación de las estrategias metacognitivas en el aprendizaje de contenidos musicales y su relación con el rendimiento académico musical», tesis doctoral, Universidad de Valencia, 2010.
—, *Optimiza tu actividad musical. La Técnica Alexander en la música*, Rivera Editores, 2011.
—, «La Técnica Alexander y el trabajo orquestal», *Concierto Clásico,* 7, pp. 18-19, 2012.
Gelb, Michael, *El cuerpo recobrado*, Urano, 1987.
Giersch, Klaus, «Die Alexander-Technik als Therapie», *Das Orchester*, 5, pp. 553-555, 1991.
Goldstein, E. Bruce, *Sensación y percepción*, Paraninfo, 2006.

Herrigel, Eugen, *Zen en el arte del tiro con arco*, Kier, 2007.
Jensen, Eric F., *Schumann*, Oxford University Press, 2012.
Jones, Frank P., *Body Awareness in Action: A Study of the Alexander Technique*, Schocken, 1976.
Ledoux, Joseph, *El cerebro emocional*, Planeta, 1999.
Lindt, Lawrence, *Historias curiosas de la música*, Robinbook, 2004.
Little, Paul, *et al.*, «Randomised controlled trial of Alexander technique lessons», *British Medical Journal*, 337, 2008.
Löffler, Constance, «Wenn Jeder Ton Zur Qual Wird», *Zeit Wissen*, 1, 2006.
Maisel, Edward, *La Técnica Alexander*, Paidós, 1995.
Mccallion, Michael, *El libro de la voz*, Urano, 1998.
Michel Freres, y Mairlot, M-B., *Maestros y claves de la postura*, Paidotribo, 2000.
Neuhaus, Heinrich, *El arte del piano*, Real Musical, 1987.
Orozco, Luis, y Solé, Joaquim, *Tecnopatías del músico*, Aritza Comunicación, 1996.
Oxendine, Joseph B., *Psychology of motor learning*, Appleton-Century-Crofts, 1984.
Piaget, Jean, *El nacimiento de la inteligencia en el niño*, Aguilar, 1969.
Williamon, Aaron, y Valentine, Elizabeth, «Quantity and quality of musical practice as predictors of performance quality», *British Journal of Psychology*, 913, pp. 353-376, 2000.

En la misma colección

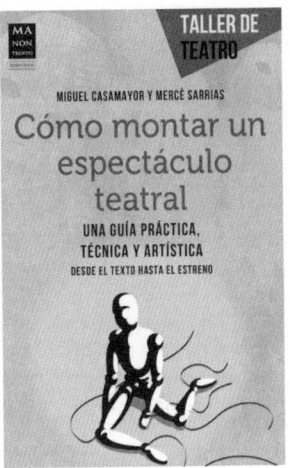

Taller de teatro

CÓMO MONTAR UN ESPECTÁCULO TEATRAL
Mercè Sarrias y Miguel Casamayor

El teatro es una de las experiencias vitales más complejas y enriquecedoras que existen. Meterse en la piel de un personaje es siempre tan laborioso como apasionante. De ahí que surjan tantos grupos teatrales, profesionales o aficionados, que tras semanas de ensayos consiguen llevar a cabo ese momento mágico que es la representación.
Este libro es una útil herramienta de trabajo que describe con precisión pero de forma desenfadada y amena los elementos necesarios para montar un espectáculo teatral.

Taller de teatro

LA EXPRESIÓN CORPORAL
Jacques Choque

Jacques Choque propone diferentes ejercicios de expresión corporal. Cada sesión está pensada como un nuevo descubrimiento de uno mismo gracias al maravilloso instrumento que es el cuerpo humano, en el que hay que ir profundizando y dominando mediante la armonía de la mente con el cuerpo. Gracias a las actividades propuestas, la expresión corporal permite a los participantes tomar conciencia de sus posibilidades gestuales o mejorarlas.

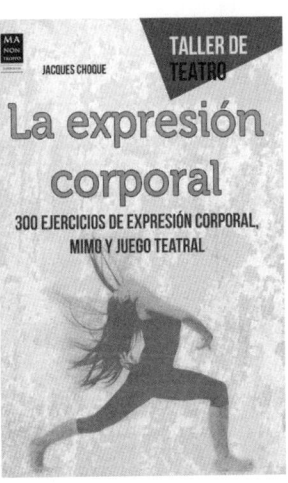

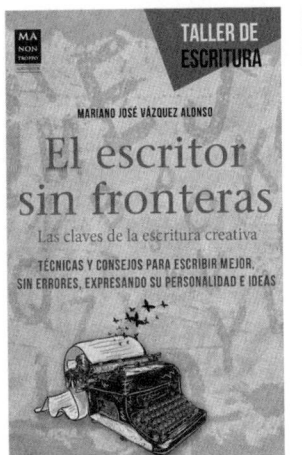

Taller de escritura

EL ESCRITOR SIN FRONTERAS
Mariano José Vázquez Alonso

Este es un libro con vocación de ayudar tanto a quienes han hecho de la escritura su profesión como aquellas otras personas que tienen como meta plasmar una brillante idea en forma de novela.
A través de detalladas técnicas el lector encontrará la manera más fácil y directa de encontrar un tema adecuado, desarrollar una trama, construir una localización, dar rasgos de verosimilitud a un personaje o dar con la palabra precisa que le ayudarán a construir su propia voz.

Taller de música

CÓMO VIVIR SIN DOLOR SI ERES MÚSICO
Ana Velázquez

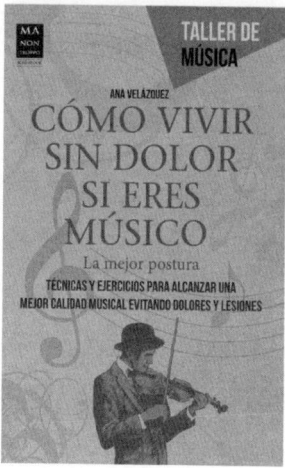

Los músicos están expuestos –más que la mayoría de las profesiones– a lesiones musculares y articulares debido a la repetición de sus movimientos. La mejor manera de prevenirlas es enseñando desde los comienzos la más óptima colocación del instrumento y evitar las alteraciones en el sistema postural.

Este libro ofrece los recursos necesarios en cada tipo de instrumento para mejorar la postura interpretativa y evitar lesiones que mermen el trabajo de un músico. Tiene como finalidad optimizar el rendimiento y calidad artística del músico ya que ofrece recursos para mejorar la postura interpretativa y en consecuencia la relación que cada músico tiene con su instrumento.

MUSICOTERAPIA
Gabriel Pereyra

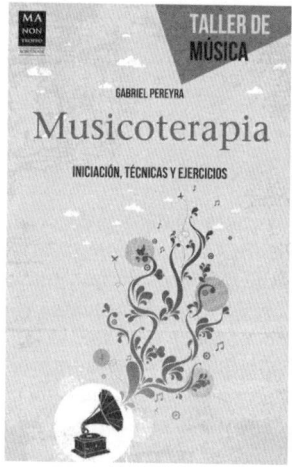

Este libro ofrece un viaje por el mundo del sonido y del ritmo. A lo largo de sus páginas irán apareciendo un sinfín de posibilidades inexploradas que puede otorgar el poder de la música, acompañadas de diversos ejemplos para mejorar el nivel de relajación o aumentar la concentración, y otros para combatir el estrés o aliviar el dolor.
Gracias a los ejercicios planteados, el lector podrá desarrollar su musicalidad y alcanzar el equilibrio en la vida cotidiana, agudizando los sentidos, y mejorando su salud física y mental.

- La influencia de la música sobre el cuerpo humano.
- Los cuatro tipos de oyentes.
- El efecto Mozart.

Taller de teatro/música

EL MIEDO ESCÉNICO
Anna Cester

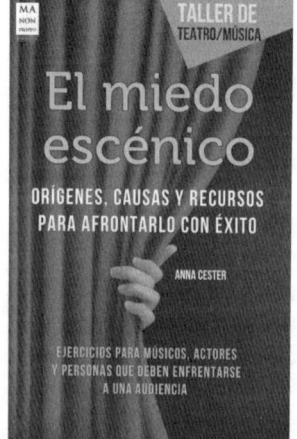

Muchos cantantes, bailarines, actores, músicos… ya sean amateurs, estudiantes o grandes intérpretes afirman que la ansiedad escénica les afecta negativamente, disminuyendo su rendimiento y la calidad de su actuación. Es un hecho evidente que el trac no es selectivo, nos afecta a todos en mayor o menor intensidad.
El objetivo principal de este libro es ofrecer al lector conocimientos y habilidades en la preparación para actuar ante público, así como recursos para afrontar la ansiedad escénica sin que ésta interfiera en su buena interpretación